产妇健康生活

王　增　王和亿　刘素芬　主编

中国社会出版社

目 录

第一编 产妇临产前的准备

第二编　产中应注意的事项

第三编　产后检查与保健

第四编　产妇衣着与保健

第五编　产妇盥洗与保健

第六编　产妇生活与保健

第七编 产妇饮食与保健

第八编　产妇饮食调理食谱

第九编　产妇居住与保健

第十编 产妇活动与保健

第十一编 产妇哺乳与保健

第十二编　产妇用药物与保健

第一编　产妇临产前的准备

1. 临产孕妇需了解的基本知识

（1）临近预产期的保健知识。预产期是根据孕妇月经情况来推算的。从生理方面讲，月经周期为 28 天的女性，自末次月经第一天计算，满 40 周即为预产期。为了让胎儿适应生长发育的环境，胎儿的居住地——子宫也由小逐渐增大，胎儿在母体内发育的时间平均为 280 天。因排卵日期常有提前或错后的情况，胎儿的成熟存在一定的个体差异。但孕妇基本上是在预产期前后分娩。孕妇在生产的时候，由于每个人的身体素质和孕期发生的情况不同，往往会有许多让人意想不到的事情发生。因此，临近预产期，应该做好心理上和物质上的准备。为了预防意外，临产孕妇最好提前做好入院的准备工作。

（2）子宫收缩的过程。临产经验认为，正常的宫缩是临产的主要标志。正常的情况下，妊娠足月后孕妇会出现不规律的子宫收缩频繁现象。特别是在分娩前 1～2 周，孕妇会感到不规律的子宫收缩增多的现象。当宫缩间歇由时间较长转入逐渐缩短，持续时间逐渐增长，且强度不断增加时，孕妇应赶紧住进医院。

（3）尿频与生产的关系。在整个孕期，孕妇比正常人的小便次数多，且间隔时间短，这些是正常现象。但是，初产孕妇在临产前2周左右，由于胎儿头部已经入盆，直接压迫膀胱和直肠，如果出现小便次数增多、行走不便、突然感觉到离不开厕所的情况时，说明即将临产了，应将孕妇送往医院。

（4）“见红”与生产的关系。在分娩前24~48小时内，有50%的妇女常有一些带血的黏液性分泌物从阴道排出，俗称“见红”或“血先露”。这是子宫下段与子宫颈发生扩张，使附近的胎膜与子宫壁发生分离，毛细血管破裂出血，与子宫颈里的黏液混合而形成带血的黏液性分泌物。孕妇出现“见红”的情况是分娩即将开始的一个真实可靠征兆。“见红”以后，孕妇应立即到医院产科报到。

2. 临产孕妇产前检查必不可少

产前检查是对孕妇进行监护必不可少的保健措施之一，通过产检的方式可全面了解孕妇和胎儿健康的基本状况，有针对性地采取一些切实可行的保健措施，确保母子平安地度过孕期。从整个孕期来讲，要求做产前检查9~13次。因时间不同，保健的要求和措施也不同。按照妇产科的要求，孕妇每个月都有特定的产前检查内容：

怀孕第1个月（1~4周），一般月经周期正常的人，月经推迟10天以上，并伴有呕吐、乳房或皮肤等方面出现异常及尿频等情况，应及时去医院检查，这样可以确定是否妊娠。

怀孕第2个月（5~8周）检查的内容包括：身高、体重、腹围、子宫底、血压、血型、血色素和血细胞、梅毒血清反应、尿、肝功能、风疹等项目。另外，还需要进行一些特殊检查，如检查有无浮肿，以判断妊高症的可能。

怀孕第3个月（9~12周）进行的检查，主要是在上月的基础上确定几个重点项目和内容：一是重点听取胎心音发展等情况；二是进行骨盆形状及内外径测量，观测产道的情况，以判断其是否具有引导分娩的条件。

怀孕第4个月（13~16周），主要的检查包括子宫检测、腹围测量、体重测量、血压、血尿常规检查等情况。

怀孕第5个月（17~20周），主要进行B超检查，了解胎儿大小、活动情况、心跳、羊水量、胎盘位置、器官发育等情况。

怀孕第6个月（21~24周），主要是通过身体检查，了解胎儿情况，可根据子宫位置和大小推测胎儿大小、羊水量；根据胎动和胎心音判断胎儿活动情况、心跳，应继续观察孕妇产道的情况。有经验的医生，还可以根据胎动和胎心音位置、强弱估计胎位是否正常（胎儿头向下为正胎位）。

怀孕第7个月（25~28周），主要检查胎位是否正常，判断其对顺利分娩的影响。

怀孕第8个月（29~32周），主要通过身体检查，观察是否有妊娠合并症发生，有无异常分娩的情况出现。

怀孕第 9 个月（33～36 周），孕妇坚持做到 2 周做一次身体检查，注意观察有无阴道出血的现象，即阴道流出血性黏液，通常称为“见红”或“血先露”。

怀孕第 10 个月（37～40 周），主要检查胎位、胎儿大小、羊水量、羊膜情况，以及宫颈的基本情况，为分娩做好各方面的基础工作。

孕妇进行产前检查，其好处在于：

（1）通过全面的健康检查，及时了解孕妇的健康状况。在整个孕期中，坚持定期检查可以有效地做到“无病早防，有病早治”，及时发现并纠正孕妇身体的某些疾病或缺陷，在饮食方面，加强营养调理，不断地改善身体状况；如果发现孕妇有疾病不宜继续妊娠，或者发现胎儿有明显遗传性疾病时，可及时采取人工流产的措施，终止妊娠。

（2）经常定期检查，了解胎儿发育和母体发生变化的情况。如怀孕第 4 个月时，胎儿生长发育加快，需要的营养和其他物质大幅度地增加，孕妇在此时应注意经常测量血压，检查血色素、血糖等，排除或发现有合并贫血、妊高征或糖尿病等异常情况。

（3）经常定期检查，建立健康和谐的医患关系。医生与孕妇之间应相互信任、相互理解，真诚沟通，密切配合。如怀孕第 5 个月，这一时期孕妇的身心状况有了好转或相对稳定，孕妇从心理上接受了怀孕这一现象，经过与医生真诚的沟通，孕妇开始有了为人母的意识，自我感觉良好，往往会多花些时间在观察胎儿情况和胎教上。在营养饮食方面，怀孕第7个月时，医生会告诉孕妇，胎儿和母体的生长发育都需要更多的营养，应注意增加铁元素的摄入量，因为胎儿主要靠吸收铁质来制造血液中的红细胞，多吃一些富含铁元素的食物，如瘦肉、鸡蛋、动物肝脏、鱼及含铁较多的蔬菜和强制铁质的谷类食品等。这样可以进一步加强对孕妇及胎儿的健康保护，有利于整个孕产期顺利度过。

（4）通过全面系统的观察，制订出切合孕妇实际的分娩方案。通过全面系统的检查，一方面医生了解胎儿发育和母体变化情况，可以有针对性地对孕妇进行基本保健知识的教育；另一方面医生可为孕妇提供分娩方案和处理意外事件的方法，从而保证分娩安全。

（5）通过产前检查，认真做好临产前的各项准备工作。产前检查是贯彻以“预防为主”的方针，其目的是保护母体及胎儿安全分娩。通过产前检查，一方面医生会向孕妇说明产前产后应注意哪些事项，使孕妇心中有数，打消不必要的顾虑，从而精神愉快；另一方面医生还会教孕妇在分娩时与医务人员配合的一些基本的操作方法，从而保证顺利分娩。

综上所述，孕妇一定要做产前检查，特别是高龄初产孕妇，更要积极主动地与医生配合，严格按照检查的内容进行。

3. 临产孕妇如何计算预产期

在现实生活中，有部分孕妇不注意预产期的计算，也有的孕妇不会推算预产期。其实，在分娩之前预先推算出孩子的出生日期，可以以此作为一个基本的数字依据，结合孕期的实际，鉴别和判断是不是“过期妊娠”，及时掌握胎儿生长的基本情况，以及是否早产等，在此基础上，从而可以有目的、有针对性地采取一些确实可行的保健措施。

一般而言，妊娠期约为280天。推算怀孕的日期应从末次月经的第一天算起。推算的方法为：采用末次月经第一天的月份和日期，把月份加9（或减3），日期加7，便可以得出预产期的月份和日期。例如：末次月经是2001年1月3日，则预产期为2001年10月10日；又如：末次月经为2001年10月1日，那么，10（月份）减3为下一年的7月份，1日加7日为8日，预产期则为2002年7月8日。在日常生活中，如果孕妇不记得末次月经日期，早期怀孕时可以去正规医院进行检查，产科医生根据子宫的大小等方面状况可以推算孕期。

世界卫生组织统一规定，预产期前3周，即37周以后分娩的，即为足月妊娠，此时出生的婴儿发育已基本成熟；预产期过2周（即妊娠42周）以后分娩的为过期妊娠。

需要说明的是，通过推算方法推算出来的预产期仅仅是一个大概的日期，不是绝对准确的，分娩可以在预产期前，也可能在预产期后。实际上，只有少数孕妇是在预产期分娩的，新生儿出生比预先推算的预产期提前或后推1~2周均属于正常分娩。

4. 哪些临产孕妇需做产前胎儿检查

（1）曾经生育过开放性神经管畸形儿的孕妇。临床医学研究证明，它是一种多因子遗传疾病，既与遗传因素有关，也与环境因素有关。此类畸形胎儿包括：无脑儿、脊柱裂、脑脊膜膨出等。有过此种畸形儿生育史的孕妇，如果再次怀孕，胎儿患同样疾病的概率高，可能性为5%～10%。产前检查，可以通过羊水化验及超声检查诊断出来。

（2）曾经生过患新生儿溶血症胎儿的孕妇。患新生儿溶血症生育史的孕妇，如果再次怀孕，胎儿的病情则会更加重，情况严重者，胎儿甚至会死在子宫内，对于这一点，应引起孕妇们的高度重视。

（3）家族中有痛风症、蚕豆病、苯丙酮尿症的孕妇。在妊娠期间，患有这些疾病的孕妇给子女带来的危害极大。这类孕妇如果再次怀孕，得同样病的可能性为25%。

（4）孕期腹部接受过X线检查的孕妇。X线是一种波长很短的电磁波，它能透过人体组织，使体液和组织细胞产生物理与生物化学改变，引起不同程度的损伤，尤其容易损伤人体内的生殖细胞和染色体。通常说来，用于医学诊断的X线的照射量对人体是一种比较安全的高科技医疗设备。但是，处于特殊时期的孕妇，过量的X线照射对生殖细胞及胎儿发育存在不同程度的影响。具体地说，由于胎儿细胞对X线非常敏感，X线可以通过孕妇照射到胎儿。X线的“电离作用”和“生物效应”不仅可引起胎儿一系列的不良反应，情况严重者，甚至会导致细胞染色体畸变，使细胞损伤，从而使胎儿发生畸形的可能性增大。

（5）近亲结婚的孕妇。近亲即指有亲缘关系的人，通常指三代以内的亲缘关系。从遗传学的角度看，人体有46条染色体，其中一半来自父亲，一半来自母亲，这46条染色体携带着全部遗传基因，这样“直系血亲和三代以内的旁系血亲”之间就有很多的基因相同。近亲结婚的孕妇生下的胎儿容易发生各种遗传性疾病，如表兄妹结婚生下痴呆儿的概率比非近亲结婚高50倍。世界卫生组织的调查报告指出，近亲结婚的孕妇所生的新生儿死亡率和畸形率也比非近亲结婚高3倍多。

（6）孕期用过“致畸”药物及病毒感染的孕妇。在孕期中，孕妇如果用过抗生素、抗肿瘤药、激素、催眠药等药物，胎儿畸形发生率高。

5. 临产孕妇骨盆检查可预防异常现象

所谓骨盆，是指胎儿从母体子宫娩出必经的骨质产道。具体地讲，分娩顺利与否与孕妇骨盆的大小、形态等方面有着密切关系。孕妇骨盆狭小或过大均容易导致难产。针对此情况，为了保证婴儿顺利产出，在分娩之前，孕妇要重视骨盆的检查。

骨盆的大小与形态，因各人的身体发育情况、营养状况、遗传因素以及种族不同而不同。在临床医学上，骨盆的大小以人体内的各骨架之间的距离（即骨盆径线）来表示。当骨盆各径线测量值正常时，骨盆的形态多属正常，胎儿多能顺利分娩。相反，骨盆形态明显异常，如出现不对称、畸形等不正常的情况，往往会影响胎儿的通过，造成难产。

从分娩的角度看，分娩顺利与否，与胎儿大小和骨盆有一定的关系。但具体情况要具体分析，狭窄可以是整个骨盆变小，也可以发生骨盆上、中、下各个部位，在胎头进入骨盆处的上口狭窄，称为“入口狭窄”，使胎头迟迟不能入骨盆；狭窄发生在骨盆中段，胎头虽进入骨盆，也可发生头位难产；骨盆下口狭窄，由于出口太小，经常出现难产的情况。但骨盆过大也不一定能够顺利分娩：其一，骨盆过大，胎儿相对较小，在临床上，多数胎儿最先进入骨盆的部分为胎头，通称为“先露”，它与骨盆之间衔接不紧密，两者之间有空隙，容易发生胎膜早破或脐带脱垂；其二，骨盆过大容易发生各种胎位不正的情况，也会影响顺产。

可以这样说，骨盆的大小是决定分娩顺利与否的重要条件之一。因此，为了解骨盆的大小、形态，估计胎儿和骨盆之间的比例，临产孕妇的产前检查必须进行骨盆测量项目检查，主要测量骨盆的出口横径及耻骨弓的角度，更重要的是做阴道检查，以测量骨盆腔内的径线。

那么，孕妇何时进行骨盆测量项目检查最为合适呢？孕妇在28～34周进行骨盆的检查和测量最为适宜。如果发生异常现象，在接近预产期时最好提前住院待产，以防发生不测。

6. 临产孕妇产前应有心理准备

在妊娠晚期，尤其在临产前，无论是生理还是心理上，孕妇所要承受的压力都很大。针对临产前孕妇的心态，为了顺利分娩，孕妇产前应有充分的心理准备。

从心理学的角度看，因缺乏对分娩的直接体验，导致许多初产孕妇复杂的心理。初产孕妇既要面对即将到来的分娩日子，因迎来小生命的诞生而感到好奇和惊喜，又要面对“漫长”的产程、产痛、大量的出血，以及在产程中可能出现的这样或那样的问题，往往会感到恐惧、焦虑和不安。同时，还有些临产孕妇，对自己能否顺利地度过产程、新生儿是否健康等种种问题，信心不足。

临产孕妇要相信现代医学技术。同时，应经常与医生进行沟通，了解分娩的全过程、分娩的不同方式、缓解疼痛的方法、分娩中紧急情况的处理、新生儿的特点及护理等基本知识。

具体地讲，分娩是一个艰苦而痛苦的过程，在思想上，临产孕妇既要做好面对分娩时疼痛的准备，又要做好照顾、护理孩子的心理准备。与此同时，还要做好在分娩后身体、体形等方面均会受到影响的种种心理准备。只有在分娩前做好了充分的心理准备，临产孕妇才能以积极、乐观的心态去面对这一切，树立必胜的信心，在分娩时主动与医生、助产士、儿科医生配合，从而顺利度过整个产程。相反，在生活、工作上遇到许多困扰，或发生意外的不幸事件，有了后顾之忧，可使孕妇产前精神不振，出现焦虑、忧愁、苦闷的情绪，精神高度紧张或恐惧，这种消极的情绪会引起大脑皮层失调，使全身肌肉处于收缩状态，子宫收缩不协调，子宫颈口不易扩张，妨碍产力的正常发挥，产程就会延长，不仅会影响分娩的正常进行，而且会影响产后的休息，既影响身体的恢复和对孩子的护理，又影响家庭的幸福。

7. 家人对临产孕妇心理安慰利于分娩

分娩之前，在衣食住行方面，孕妇往往受到家人周密的照顾。但在全家人期待着小生命诞生的时候，千万不要忽略了对临产孕妇进行心理安慰。

总结和概括孕妇的主要精神负担，主要是一个“怕”字，怕难产、怕分娩疼痛难以忍受、怕生畸形儿、怕婴儿性别不遂人愿。另外，大多数临产孕妇精神焦虑不安，情绪紧张，迫切希望丈夫或母亲守护在自己身边。此时，应及时对孕妇进行心理安慰。

对临产孕妇进行良好心理安慰，必须从实际出发，把思想工作细化。一方面以医生为主，积极主动地去做孕妇的思想工作；另一方面更需要家属的理解和积极配合，丈夫和家中的老人应与孕妇进行面对面的沟通。具体地说，可采取如下几项工作措施：一是作为丈夫，应尽量挤出更多的时间陪伴妻子，除了在生活方面给予即将分娩的妻子无微不至的关怀和照顾外，还应针对妻子思想上存在的一些不必要的顾虑，有针对性地进行耐心的解释，给予其宽慰。尤其是在分娩期间，应尽量守在妻子身边，这对妻子来说，是一种莫大的鼓舞和精神上的力量；二是作为母亲或婆母，应该联系自身的经历现身说法，打消临产孕妇思想上的种种顾虑，解除精神负担，使其以良好的心态迎接分娩的到来；三是在家庭里，亲人应努力给产妇创造一个安静轻松的临产环境，如居室清洁、干燥、卫生，空气流通好，以此保证孕妇能够拥有轻松、愉快的心态，安心地待产。

8. 足月孕妇应注意睡姿

孕妇的睡姿根据不同的妊娠时期，结合个人平时睡眠姿势的习惯，可以有所不同。但接近足月的孕妇长时间仰卧易带来许多不良的后果，如出现头晕、心悸、血压下降等症状，情况严重者还会威胁孕妇和胎儿的生命。

接近足月的孕妇不宜长时间仰卧的原因是：一方面当孕妇仰卧时，增大的子宫就会向后压在腹部主动脉上，往往会压迫下腔静脉，使回心血量明显减少，心脏搏出量暂时不足，从而导致脑部血管明显缺血，进而出现头晕、心悸、恶心、呕吐、面色苍白、出冷汗、血压下降等症状，在现代医学上称为“仰卧位低血压综合征”；另一方面孕妇仰卧时，增大的子宫还会使下肢静血液回流受阻，引起蜕膜、小动脉破裂出血，发生胎盘早期剥离，从而造成大出血或胎儿死于宫内。所以，接近足月的孕妇要特别注意睡姿，怀孕6个月以后最合理的睡姿是左侧卧位。

9. 妊娠超期危害大

在临床上，妇女怀孕超过了42周，统称为“超期妊娠”。然而，有很多人认为胎儿在母亲腹内多待几天好处多多，这种说法完全是错误的。

简单地讲，胎儿在母体内，主要依靠胎盘供给充足的营养，由此获得生长发育的基本条件。胎儿出现超过产期的情况，已违背了事物发展的客观规律，属于不正常的现象，容易导致胎儿畸变，影响胎儿健康。

为了方便人们掌握妊娠不同阶段的特点，专家们将妊娠期全过程分为三个时期：第一个时期是妊娠期，共 3 个月，即妊娠 12 周末以前，称为“早期妊娠”；第二个时期是妊娠中期，共 4 个月，即妊娠13 ~ 27周，称为“中期妊娠”；第三个时期是妊娠后期，共 3 个月，即妊娠 28 周以后，称为“晚期妊娠”。如果怀孕到了 42 周，仍不见胎儿的动静，属于“过期妊娠”。

过期妊娠，民间称之为“懒月”，指妊娠超过预产期 2 周以上（妊娠 294 天以上）仍未临产。最新的研究表明，发生过期妊娠与胎盘退行性变化有密切的关系。胎盘硬化，出现血管梗塞，使胎盘血流量减少，直接影响胎儿营养供给，主要有两个方面：一方面胎盘功能减退，不仅破坏了胎儿宫内整个生活环境，还直接影响胎儿正常生长对营养和氧气的需求，不利于优生；另一方面超过了妊娠期，由于子宫缺氧，使羊水量减少，不利于分娩，可能造成难产，从而使产程延长。

近代研究证实，正常的胎盘的寿命为 280 天，过期了则衰老，发生退行性变化，血栓形成。脐带含氧量 30 周时为 14%，43 周时只有 8%，这样必然会引起胎儿缺氧窒息。过期妊娠，引起胎儿窒息死亡者为足月的 2 ~ 4 倍，且随着过期时间的延长而递增。43 周的婴儿死亡率是足月儿的 2 ~ 4 倍，44 周就增至 3 ~ 7 倍，52 周 100% 死亡。

在妊娠后期，孕妇除了定期做好产前检查外，每天坚持早、中、晚用手指尖刺激乳头各1次，可以有效地减少过期妊娠，有助于顺利分娩。超过预产期应及早住院进行观察，必要时应进行催产。

10. 临产妇需了解临产先兆

所谓临产，是指“成熟”或接近“成熟”的胎儿及其胎盘、羊水等附属物由母体产道娩出的过程。现代产科医学上称为“分娩”，而我国民间通称为“临盆”。

临产一般在预产期前后，具体哪天分娩，这对于孕妇本人及医生来说，均是一个未知数。但是，恰恰在预产期那天分娩的孕妇极少。因此，孕妇在此期间一定要格外注意，不但要仔细观察自己身体变化，更要记住预产期。

临产是一个既复杂又重要的过程。随着预产日期的来临，每隔4~5天孕妇应到医院检查一次，其他时间应充分休息，保持充足的体力，以迎接分娩时刻的到来。在身体方面，孕妇会发生一些明显的变化，应时刻注意腹部有无疼痛，腰骶部有无坠胀感，以及阴道分泌物等方面的情况。

现代临床医学大量调查结果表明，有80%的妇女月经周期并不那么准确，这样的孕妇通常在预产前3周或后2周分娩。月经周期只有25天左右，分娩多在预产期前；平时月经周期较长，分娩多发生在预产期后。此外，还有15%左右早产或过期产。

根据临床研究和经验总结，当身体出现以下这些情况时，即为分娩的征兆：子宫底下降、尿便频繁、胎动迟钝、腰痛、子宫有规律地收缩、见红、腹痛、破水等。

孕妇出现产兆，不是正式临产，其后进入临产的时间因人而异。但是，需要指出的是，在妊娠末期，如果孕妇出现上述这些情况，伴随出现头痛、头晕、心慌等不适症状时，则预示近期内会临产，应及时地到医院检查或住院待产。

11. 产前出现哪些症状不能大意

（1）子宫底下降。在预产期前后，位于上腹部的子宫底会从心窝部位下降至心窝与肚脐之间，孕妇会突然感觉上腹部胀满的情况大为减轻，呼吸比以前顺畅、食欲大增且腹部外突，这充分说明子宫底下降，预示近期内会临产，切不可粗心大意，应引起高度重视，做好分娩的准备工作。

（2）腰痛。在预产期前后，分娩前几天，由于子宫底下降，常引起子宫不规则收缩。这时，孕妇往往会出现腰痛腹胀的情况，持续时间很短，常在夜间发生，清醒后消失。这离分娩还有段时间。在现代产科医学上，将其称为“假临产”。出现这种情况时，孕妇应及时上正规的医院进行检查，让医生根据实际情况安排入院的时间。

（3）腹痛。在怀孕末期，尤其是预产期的前后，子宫呈间歇性的收缩和松弛，孕妇可能出现轻微的不规则宫缩，进而引起一阵阵的腹痛，这属于正常的状况。但是需要注意的是，如果出现间隔 5 ~ 10 分钟持续 10 ~ 20 秒的有规律的腹部阵痛，且伴有腹部紧缩感和少量阴道血性分泌物时，不可粗心大意，应立即去医院，通过检查算出每次收缩及放松（间歇）的时间。具体地说，在怀孕已达37周者为足月临产，而不足37周有可能为早产先兆。

（4）胎膜早破。在怀孕晚期，尤其是没有任何临产先兆的情况下，突然出现大量流出类似尿液或少量液体持续不断等症状，说明胎膜已破。胎膜早破以后，子宫腔与外界相通，在这种情况下，容易增加上行感染的机会，尤其是在胎头浮动或胎位不正时，还可造成脐带脱垂的危险。临床医学研究认为，胎膜早破的原因很多，经常是由双胎、阵咳、腹泻、性交、腹部外伤等情况导致宫内压力增大造成的。需要注意的是，发生胎膜早破后，应让孕妇保持平卧，垫高臀部，无论有无子宫收缩情况都应及时上正规医院就诊。在送往医院的途中也应保持孕妇臀高头低，防止脐带脱出，尽量做到不要站立、走动。经过医生严格的检查后，确认胎膜破裂的孕妇要住院。

12. 临产前准备工作要做足

（1）孕妇临产前应在思想上做好准备。分娩是一种正常的自然生理过程，多数产妇都能顺利完成分娩过程，只有少数人会发生难产的现象。现代临床医学经验总结认为，孕妇的精神状态会直接影响到整个产程的进展。如紧张、焦虑和恐惧等不良的情绪会使子宫收缩不协调或子宫颈口迟迟不扩张，由此延长产程。不良的心理状态，不仅会影响孕妇临产的衣食住行，还会妨碍全身应激能力，使身体不能很快地进入待产的“最佳状态”，因而会影响正常分娩。针对这种现象，应加强临产孕妇，尤其是高危临产孕妇的心理护理工作。所以，在临产之前，孕妇对分娩的过程和影响顺利分娩的各种因素应有一定的认识，在心理上和思想上都做好充分的准备，尤其是经过产前检查未发现什么毛病的孕妇，更应该树立自然分娩的信心。一方面孕妇应保持心情舒畅，高高兴兴地迎接分娩日子的到来，可通过欣赏一些优美的音乐，观赏一些美丽的风景画，观看一些可爱的东西，尽量使自己的情绪稳定下来，排除一切精神干扰；另一方面临产孕妇应以良好的精神状态，坦然地面对分娩的考验。

（2）孕妇在临产前应做好身体卫生。临近分娩的日子，孕妇身体也在逐天地发生变化，出现怕热、出汗多等现象，有些孕妇在临产前会出现血液或羊水污染的情况。为了预防交叉感染，保持身体的清洁，孕妇应坚持做到每天洗澡，必须采用淋浴，不可用浴盆方式洗澡，以防感染真菌、滴虫或其他致病菌。此外，勤换洗衣服，保持全身卫生，尤其是保持外阴清洁。

（3）孕妇在临产前预先准备卫生用品。一方面在临产前孕妇可能会出现见红、破水等情况；另一方面产后也会有恶露。因此，在临产之前应预先准备几包消毒的卫生纸和一定数量的消毒草纸垫床，以避免发生手脚忙乱的情况。

（4）孕妇临产前应广泛阅读产科方面书籍。不少孕妇由于缺乏分娩方面的生理知识，对分娩有不同程度的恐惧心理。为了迎接分娩，临产孕妇应认真阅读孕妇课程及产前、产后等方面的科普读物。此外，还可主动地向产科医生了解有关分娩的知识，做到心中有数。通过这些方式可进一步提高临产孕妇的思想认识，消除那些对分娩不利的恐惧心理，科学地掌握分娩时的一些技巧，以此鼓励自己，建立顺产的自信心，以饱满的精神状态和良好的体力应付分娩时的消耗，从而确保分娩顺利进行。

（5）孕妇在临产前不要独自外出。越是临近分娩的日子，孕妇应越加倍小心，为了提高产力，除了保证充足的营养外，还应放松心情，注意休息，保证足够的睡眠，避免劳累。此外，临产的孕妇不宜独自外出，在外出时最好由家人陪伴，尤其应避免长时间独自外出，以防突然临产。

（6）孕妇在临产前及早准备好入院所需证件。临近分娩时，孕妇应及早准备好入院所需证件，如身份证、准生证、本人日常病历、孕期保健手册、献血证等证件。这样可以避免临产时延误时间，确保产妇和新生儿的生命安全。

（7）孕妇在临产前应进行适度的活动。临近分娩的日子里，孕妇应进行适度的活动，一方面有利于改善血液循环，进一步增强肌肉和韧带的弹性和柔软性，为分娩作准备；另一方面有助于消化，为分娩宫缩提供能源，有利于产程的进展。

（8）孕妇在临产前必须吃饱喝足。生产时，孕妇的子宫和腹肌的收缩运动需要食物供给热能，会出汗、消耗体液，需要供给充足的水分……因此，在分娩前几天，孕妇一定要吃好、休息好，养精蓄锐。在临产前，孕妇宜选择食用猪肉、白面、大米、红糖、红薯、禽肉、鸡蛋，以及含糖较多的水果，如西瓜、蜜桃、梨、荔枝等食物，有利于孕妇分娩。

13. 临产前应注意哪些事项

（1）不要过于害怕。孕妇对分娩或多或少存有一定的心理恐惧感，越是接近临产期，越是紧张害怕，这种不良的心理状态，不仅会影响孕妇临产前的饮食和睡眠，而且会妨碍全身的应激能力，不能使身体很快进入待产的最佳状态，进而影响正常分娩。事实上，到了临产阶段，生男生女早已成为定局，应当消除不必要的思想顾虑，保持良好的精神状态，轻装上阵，与医生紧密配合，顺利完成分娩任务，迎接新生命的到来。

（2）不要过于心急。有些孕妇盼子心切，就迫不及待地盼望早日分娩，是个“急性子”，到了预产期便焦虑起来，思想负担较重，终日寝食不安。其实预产期有一个变动的范围，提前 10 天或拖后 10 天左右也属于正常情况。调查表明，在 1.7 万例怀孕 27 周以上的妇女中，有 54% 在预产期前分娩，4% 在预产期分娩，42% 在预产期后分娩。因此，临产孕妇应放宽心，耐心等待，不要过于心急。

（3）不要太粗心。有些孕妇粗心大意，到了妊娠末期仍不以为然，根本不把分娩当一回事，抱着水到渠成、听其自然的心态对待分娩的事情。结果，由于产前各项准备不足，临产时手忙脚乱，很容易出错。

（4）不要过于劳累。所谓的“累”，是指身体或精神上的过度劳累。从保健的角度讲，孕妇到了妊娠后期，活动量应适当减少，工作强度也应适当降低，特别要注意加强营养，保证睡眠充足，劳逸结合，只有这样才能做到养精蓄锐，以便分娩时能精力充沛。

（5）不要过于懒散。有些孕妇在临产之前，因身体笨重，行动不便，不愿多活动。其实，孕妇在衣食住行方面过于“懒散”，会给分娩带来许多不利。研究认为，孕妇过度的休息不利于优生。从孕妇保健的要求上讲，生活应按照人类的生活规律行事，产前休息的时间也不宜过长，因活动量的减少，容易出现分娩困难。因此，妊娠后期应该坚持适度的活动，以促进肌肉和韧带的弹性和柔软性，为分娩作准备。

（6）不要节食。在分娩时产妇需要消耗很大的体力，临产时只有吃饱、吃好，才能提供热能，提高产力，缩短产程。否则会延长产程，给产妇带来许多痛苦。因此，产妇临产时，最忌什么东西都不吃。家属要想办法让临产的产妇进食营养丰富、易于消化的食物。

（7）不要远行。在现实生活中，产妇在火车、飞机上分娩的事已屡见不鲜。因此，在预产期的前1个月，临产的产妇不宜多出门，更不能远行，尤其不宜乘车、船远行，以免在车、船意外分娩。

（8）不要滥用药物。从分娩整个过程上看，分娩是人类的一种本能行为，也是一种正常的生理活动，不需要借助药物，也没有能使产妇腹痛减轻的药物。因此，产妇及其家属千万不要滥用药物，更不可随便注射催产剂，以免造成严重后果。

14. 产前要重视对乳房的护理

乳房，丰满、挺拔、美丽，除表现女性特有的曲线美外，还是新生儿最理想的“粮库”，它对孩子将来的健康和生长发育起着十分重要的作用。因此，为保证产后能够正常哺乳，满足婴儿生长发育的需要，生产之前，临床孕妇除了加强营养、注意休息外，还应从生活实际出发，积极采取切实可行的保健措施，进一步加强对乳房的护理。产前乳房卫生和护理的主要内容包括：

（1）戴松紧适宜的乳罩。妇女怀孕以后，乳房发育很快，一天天逐渐膨胀，重量不断增加，有些孕妇为了限制乳房的膨胀、防止乳房的形态变化，选择佩戴很紧的乳罩。其实，这种做法是错误的。如果孕妇完全不戴乳罩，时间长了，肥大、丰满的乳房会自然下垂，不但影响乳房的正常发育和形态美，也不利于乳房保健。具体地说，妇女怀孕以后，乳房受到胎盘分泌的大量雌激素和孕激素的影响，以及其他内分泌激素的作用，乳腺管增生，乳腺泡增多，脂肪堆积，结缔组织明显充血，不仅会导致乳房增大，而且乳头也随之增大。在这种特殊情况下，孕妇应该选择戴松紧适宜、柔软舒适的纯棉乳罩，有力地将大乳房整体托起，既不束缚乳房的正常发育，为婴儿出世后能顺利地哺乳作准备，又可有效地保护乳房，避免下垂情况发生，较好地保持女性特有乳房美的形象。

（2）应重视个人的乳头卫生。女性怀孕以后，身体发生了许多特殊的变化，皮脂腺分泌旺盛，乳房上的乳头经常有一些积垢和痂皮，如果强行清除，不仅会损伤表皮，而且会影响皮肤的美观。在这种情况下，最佳的清除方法有两种：一是孕妇应该讲究个人卫生，妊娠4~5个月或5~6个月后，坚持做到每天用毛巾蘸温水擦洗整个乳房，尤其是乳头及乳晕，注意动作轻柔；二是在擦洗乳房的基础上，可先用植物油（如橄榄油）涂搽，既可防止乳头皲裂，又可使之变软，然后轻轻地将其清除。如此坚持1~2个月后，皮肤自然会变得有光泽，这样对乳房皮肤的保护很有益处。

（3）要重视对乳头进行按摩。乳房是由丰富的腺体组成的，而乳腺又是由15~25个乳腺小叶组成的，这些乳腺小叶平时包埋在纤维组织和脂肪中，乳房之所以突起丰满，主要是依靠脂肪支撑着。专家指出，在整个孕期中，按摩也是乳房护理的重要方法之一。从妊娠第5个月开始，孕妇的乳房需要经常性地适当按摩，这样可使乳房内部组织疏松，促进局部血液循环，有利于乳腺小叶和乳腺管的生长发育，增加产后的泌乳功能。科学的操作方法是：首先将按摩油或膏慢慢地涂在乳头和乳房上，然后用手轻轻地按摩整个乳房，这样既可使乳头表皮增厚，又使其富有弹性，使乳房皮肤富有光泽，非常性感，还可以促进乳腺导管发育成熟，为下一步喂养婴儿打下基础。

（4）应注意防止乳头皲裂。妊娠四五个月后，为了加强对乳头的保护，孕妇每日应使用毛巾蘸肥皂水擦洗奶头，这样不仅可以增加其强力，而且还可使表皮增厚，产后可以耐受婴儿的吸吮，还具有防止乳头皲裂的作用。

（5）应注意防止出现大小乳房。在怀孕期间，孕妇体内的雌激素增多，从而使乳腺的导管增生，血液的供应量增加，乳房内基质随之增多，脂肪开始沉积，乳房的体积和重量也增大，孕妇如不注意该问题，乳房极容易出现大小不一样的情况。另外，孕妇在睡觉时不宜经常性地侧向固定的一边，最好是均匀地两边侧睡，可以有效地避免产后出现乳房一边大一边小的现象。

（6）应注意防止乳房的内陷。怀孕期间，如果孕妇乳房出现内陷的情况，产后不利婴儿的吸吮，进而会影响婴儿的喂养。因此，孕妇要注意观察和预防乳房出现内陷的情况。最佳的预防保健方法是：先将内陷的乳房清洗干净，再将双手指置于乳头的根部上下或两侧，同时下压，可促使乳头突出，对保持乳房的形态美和方便哺乳婴儿十分有益。

（7）应高度重视对乳房的护理。女性怀孕以后，由于脂肪的沉积、乳房的增大，在怀孕期间，孕妇如果不在意养护乳房的细节问题，极容易造成产后的乳房松垂。减少乳房松垂的最佳的方法是：每个星期做一次胸膜。简单地说，就是将面膜涂在乳房及胸肌上，令乳房和胸肌增强收缩力，有利于乳房的健美。

15. 心脏病临产妇需防心力衰竭

在分娩过程中，患有心脏病的孕妇心脏负担会比正常产妇更重，心血管变化也急速，发生这种变化极容易发生心力衰竭，危及产妇的生命。因此，心脏病临产妇需防心力衰竭。

事实上，孕妇无论患了哪一种心脏病，从受精开始到预产期，经历了280天，已经不是一件简单的事情了。对临产孕妇来说，是否能够安全地分娩，是许多人关心的问题。为了确保母子平安，在临产前积极配合医生，愉快地接受产前检查，听从医生指导，采取相应的措施，安排好生活，并选择医疗设备先进、经验丰富的医院进行分娩。此外，还应该注意如下事项：

（1）提前住院。在临产时，患心脏病的孕妇一定要提前住院，进行全面检查，以了解和掌握心脏功能变化的情况，研究和分析临产孕妇的体质能否经受住分娩时的种种考验。医生会根据孕妇的实际情况制订保健方案，采取监护措施，对孕妇的心脏实施保护。

（2）安静休息。临床经验证明，休息是防止临产孕妇发生心力衰竭不可缺少的保健措施之一。越是接近临产期，孕妇越是应该保持冷静，防止情绪紧张和激动，应该安静休息，保证足够的睡眠，最好中午午睡1~2小时，避免重体力活动和过度劳累，保持产力，配合医生和护士，以愉快的心情迎接小宝宝的诞生。

（3）加强营养。补充营养，供应分娩所需的能源，是一项重要的保健措施。在饮食方面，以富有糖分、蛋白质、维生素、容易消化的食物为好。此外，孕妇可根据自己的爱好和饮食习惯实行多样化饮食，摄取足够的营养，多吃些含蛋白质和维生素丰富的食物。例如，鸡蛋、瘦肉、肝、新鲜蔬菜、水果等，多喝些白开水，以增加产力，顺利完成整个分娩的过程。

（4）注意保暖。接近临产期时，为了度过孕期最后几天，孕妇更应该注重日常保健，除了保持居室清洁通风、空气流通、阳光充足外，可根据气候的变化，随时增减衣服，注意保暖，预防感冒和其他疾病的发生。

（5）保持体力。在分娩的过程中，当产妇感到一阵阵子宫收缩、子宫口逐渐开大时，或多或少下腹总会有一些不适的感觉，以及出现腰部酸坠感时，对于初产妇来说，容易造成精神紧张。其实，精神越紧张，产痛感会越明显。这是因为，精神紧张会使肌肉紧张度增强，疼痛神经末梢受到刺激的机会增加，传出的信号也随之增多，产生的疼痛感也会随之增强。分娩会有不同程度的疼痛，但宫缩痛的轻重却可由产妇自己控制。但是，产妇不要在产床上乱翻滚及乱喊和乱叫，以免消耗体力，造成过度疲劳，增加心脏负担，从而发生心力衰竭。

（6）减轻心脏负担。在分娩的过程中，当胎儿即将娩出时，由于胎头在骨盆腔内压迫直肠及阴道，产妇会有解大便的感觉。此时，产妇应特别注意不要向下使劲，以减轻心脏的负担。这样，对自己是一种很好的保护措施。

16. 高危临产孕妇要提前入院

在现实生活中，有些高危孕妇到预产期仍不在意，不愿或不知提前住院待产。殊不知，这种做法给自身健康和胎儿带来了危害。

所谓有特殊情况的高危孕妇，主要包括：一是妊娠合并内科疾病的孕妇，例如，心脏病、糖尿病、肝炎、肾脏病等疾病患者；二是年龄小于18岁或大于35岁，过去有不良生育史的孕妇，如流产3次以上、宫外孕、早产、死胎、难产、新生儿死亡、新生儿黄疸、有先天性遗传性疾病或畸形儿史等患者；三是此次妊娠出现某些异常现象的孕妇，如妊娠高血压综合征、羊水过多、羊水过少、前置胎盘、胎盘早剥、阴道出血、胎位不正等疾病患者；四是怀孕以后接触大量放射线、化学毒物或服用对胎儿有影响的药物等的患者；五是其他特殊情况的孕妇，如高龄初产、身材矮小、骨盆狭窄等。

孕妇因个人身体健康状况不同，尤其是高危孕妇，在生产的时候，有许多人们意想不到的事情发生，如果出现各种情况而得不到及时处理，很可能会使正常的生理过程转化为病理过程，特别是出现并发症，严重时危及生命。所以，高危孕妇应该在预产期前2周提前入院，这是一个最佳的时间。现在，我国各地妇产专科医院及综合医院里的妇产科均设有高危门诊或病房，对高危妊娠进行监测，并采取各种措施使之脱离高危状态。在住院期间，高危孕妇应注重心理保健，保持心情愉快，耐心地待产，高高兴兴地迎接小宝宝的出生。

有特殊情况的高危孕妇应尽早地住入医院，其好处主要体现在：一方面高危孕妇住在医院可以进行一次全面的身体检查，若发现身体有问题，医生可以根据病情制订保健方案，及时地采取保健措施；另一方面高危孕妇住在医院，方便产科医生查房，进行临床观察和精心护理，一旦出现分娩的情况，母子安全有了保障。

17. 孕妇临盆入院不可过早或过晚

在现实生活中，有些孕妇还没到预产期便早早地住进医院待产，认为这样做比较有安全感。其实，孕妇临盆入院不可过早或过晚。

那么，什么时候去医院待产较好呢？从总体情况分析，预产期前后2周分娩都是正常的情况。但是，分娩有顺产、难产之分，并不都是“瓜熟蒂落”。因此，正常的孕妇入院，应讲究和选择适当的时机，既不要过早住院，造成不必要的经济负担和精神负担，也不要延误住院时机，造成母婴不必要的伤害。

一般来讲，身体正常、无妊娠并发症的孕妇不需提前入院。临床医学研究认为，妊娠41周以前，如无产兆、无妊娠并发症、无剖腹产指征、无特殊不适的孕妇，基本上是预产期前后分娩，不必提前住院，仅需要做好经济上和精神上的准备工作。此外，孕妇及家属应事先选择一家条件较好且离家近的医院，了解一下临产后到医院需要办理哪些手续等方面的情况。

孕妇最好在分娩先兆出现后住进产科病房待产，如果入院太早，待产的时间过长，会导致孕妇休息不足，心情烦躁，且易受其他产妇的影响，造成精神较为紧张，容易疲劳，引起滞产。

但是，需要指出的是，如果孕妇住院太晚，一旦临产，往往产程迅速，会发生急产、产道裂伤，容易生在医院外，很可能危及大人和小孩的生命。

第二编　产中应注意的事项

1. 产妇分娩时应准备哪些食品

临床统计数字显示，大多数产妇可通过产道自然分娩。但自然分娩给产妇带来了一定的痛苦，如精神紧张、身体劳累、胃肠消化及吸收功能减弱，从而出现不想进食的现象。正因为出现这种情况，在分娩时，许多产妇家属根本不给产妇准备食品。殊不知，这种做法不利于产妇分娩。

产妇自然分娩，是在产力的作用下，不借用外力，将胎儿头部通过母体子宫经产道最小径线，自然娩出胎儿的整个过程。产妇自然分娩时需要有人帮助、有人安慰，保持良好的心理状态，树立自然分娩的信心。

在分娩过程中，随着产程进展，宫缩越来越强，宫缩强烈时容易引起恶心呕吐，导致产妇摄入的热量及水分不够，影响产程进展。此时，只有补充体力消耗所需要的能量，才能保持产力，尽快结束分娩过程。

在分娩过程中，产妇不仅要消耗极大的体力，而且时间较长，从分娩征兆出现到分娩，初产妇一般需要经历10~18小时，在这段时间里，产妇经历很大的运动量，加上疼痛本身也是一种消耗，特别是在最后的产程中，子宫每分钟就要收缩3~5次。此时产妇体内的能量消耗相当大，若得不到及时补充，便会出现产力不足、延长产程的情况。有科学家曾经做过研究和统计，这一过程相当于走完200多阶楼梯，或跑完1万米所需要的能量。因此，在分娩过程中产妇必须适时补充能量才能适应顺利分娩的需要。但产程不同，需要补充的食物也不尽相同。具体地讲，在分娩的第一产程，时间长且阵痛频繁，产妇体力消耗大，可以鼓励产妇少量多次进食，在饮食安排方面以易消化食物为主，可以吃些稀粥、鸡蛋、青菜、鱼和瘦肉等清淡的饮食，多喝些糖水，以保证充沛的精力，这样才能保证有足够的体力完成第二产程；第二产程时可吃一些巧克力：巧克力被誉为“分娩佳品”，每100克的巧克力中，含有碳水化合物55~66克，脂肪30~38克，蛋白质15克，还含有铁、钙及维生素等营养成分。其关键的要点是，巧克力的碳水化合物能迅速地被人体吸收利用。另外，在分娩过程中，能量的消耗主要依靠产妇原来体内储备的能量是不够的。临床调查发现，产妇因身体不适、心情紧张，大多数人不愿进食。针对这种情况，护士应从实际出发，做好耐心的劝导工作，在宫缩间歇期鼓励产妇少量多次进食，吃一些易消化的食物，注意摄入足够的水分，以此增强产力。

2. 临产妇产前应排清大小便

在现实生活中，有的产妇由于临产经验不足，加上临产前准备工作的粗心大意，忽略了许多细节，如出现憋着大小便上产床的现象。出现这种情况，对安全分娩是十分不利的。

在临产前，产妇排尽大便有利于宫口的扩大，使胎儿顺利地降生，促进产程顺利进展。相反，若产妇未排尽大便，因腹压增加，可导致产妇不由自主地将大便溢出，污染了外阴，增加了产道细菌感染的概率，易埋下损害身体健康的隐患。

此外，在产程进展的过程中，产妇还要注意排尿，保持每2~4小时排尿1次，以避免胀大的膀胱影响子宫收缩和胎儿先露部下降。但需要提醒产妇们的是，千万不能自行下床排便，而且还需要注意两个方面的问题：一是如果出现排尿困难的情况，应及时报告医生，经过检查后，医生会根据产妇的实际情况采取一些导尿措施，将尿液排出，有利于子宫的收缩；二是如果产妇宫缩时有大便感，应征得医生的同意后，在有人陪同的情况下去大便，但下蹲时间不宜过长，以免发生宫颈水肿。

3. 产力用法得当分娩便顺利

产力的大小直接影响产妇生产的顺利与否。为了顺利度过漫长的分娩过程，在分娩时，产妇必须学会使用腹压法，按照接生人员的要求，合理地用力和屏气，这样才能充分发挥最大的潜在力量，将胎儿娩出。但是，需要提醒的是，产妇的产力大小因人而异，在分娩过程中要懂得蓄存产力，不宜盲目用力。

那么，什么叫“产力”呢？在现代医学上，把胎儿从子宫经产道娩出的力量，称为“产力”。产力是由子宫收缩力、腹肌的收缩力、肛提肌收缩力三个方面组成的，而产力是决定分娩的要素之一，对分娩起着非常重要的作用。具体地讲，这种力量来自三个方面，如果能得到正常的发挥，互相协调、互相促进，分娩便能顺利地完成。

在正常的情况下，产力是促使分娩的主要动力。把胎儿从子宫经产道娩出，主要依靠子宫肌肉的收缩力量，同时还要借助于腹部压力的紧密配合。科学使用产力的秘诀在于，在卧式分娩时，应保持精神愉快，当子宫口完全开大以后，便开始用力。这时，产妇一定要与接生医生密切配合，听从指挥，注意掌握用力方法。具体地讲，要点有三：其一，在阵缩时，深吸一口气，使劲向下屏气，等待阵缩结束，然后慢慢地停止下来；其二，阵缩过后，产妇需要安静休息，蓄精养神，恢复体力，待下一次阵缩时再用力屏气；其三，用力的方法与平时大便时相同。

在分娩的过程中，产妇出的力气需要大一些。因此，两手抓紧床边的把手，使劲向上提，使用力的方向一致向下，这样易将胎儿娩出。相反，如果产妇用力不当，又得不到及时纠正，腹压不起作用，徒然消耗体力，反因疲劳过度，导致子宫的收缩力减弱，最终导致产程延长或难产，增加不必要的痛苦。

4. 产妇分娩要与医生配合

在分娩的过程中，产妇积极与接生医生配合，既能减少产妇不必要的痛苦，又能顺利地分娩，缩短分娩时间，对产妇和婴儿均有益处。

分娩能否顺利完成，主要取决于产力、产道、胎儿及心理状态等几个方面。现代临床医学总结和概括出产妇分娩主要分为三个时期，即三个产程。在三个产程中，产力良好，产道宽敞，胎儿大小及胎位均正常，加上产妇充满信心，根据产程的实际情况，积极与医生配合，在医生的指导下，按要求进食和抓紧时间休息，保持充沛的精力，能顺利地完成分娩过程。

但是，如果产妇过于紧张，情绪不稳定，不与接生医生配合，这样，不但会给助产人员增添麻烦，也会给自己造成更大的痛苦，不利于分娩的顺利进行。研究表明，产妇担忧和紧张情绪容易引发精神及内分泌系统的连锁反应和发生一系列的变化，进而影响子宫的血流灌注，或使神经介质分泌增多，间接地影响胎儿的血氧供应，以及子宫的收缩力，造成胎儿宫内窘迫和产程延长等状况。相反，在临产时，如果产妇保持良好的心态，发挥主观能动性，积极与接生医生配合，婴儿便会顺利地从阴道分娩出。

5. 产妇分娩的三个产程

产妇想顺利地完成分娩过程，不但要了解影响分娩的几大因素，还要了解分娩的全过程。分娩的全过程，是指从开始出现规律宫缩直至胎儿胎盘娩出为止。在临床医学上，通常将总产程分为三个阶段，即三个产程。

第一产程（第一个阶段）：在临床产科医学上，又称“宫颈扩期”，主要是指从子宫出现规律性收缩开始，直到子宫口完全开大为止。有专家作过统计，全过程初产妇需要11～12小时，经产妇需6～8小时。当子宫收缩时，产妇会感到子宫发硬，小腹或腰部疼痛，伴有下坠感，持续的时间可达1～2分钟。产程开始，每隔10分钟左右宫缩1次，其持续时间很短，逐渐宫缩越来越频繁，每隔2～3分钟1次，每次持续1分钟左右，宫缩力量逐渐地加强，子宫口也随着逐渐开大，直到扩展到10厘米宽，在临床产科医学上，称为“子宫口开全”。这时第一产程结束。在子宫口完全开大或接近开全时，胎膜自然破裂，俗称“破浆胞”，随之有清亮透明的羊水流出。

第一产程最大的特点是：时间较长，产妇的情绪变化较大，由于疼痛、精神紧张，不能够很好地进食和休息。所以，在第一产程中，为了顺利地分娩，家属和医务人员应当帮助产妇打消顾虑，积极地与医务人员密切配合，坚持做到“三好”，即吃好、喝好、睡好，以保证充沛的精力。与此同时，还应注意检查排便情况，由于膀胱充盈，对胎头下降及子宫收缩均会产生一定的影响，所以应严格按照要求，做到每2～4小时排尿1次。如胎膜尚未破，产妇可以在室内活动或行走；若胎膜已破，应立即卧床待产，以防脐带脱出。如果在宫缩时产妇感到疼痛难忍，可以通过深呼吸的方法，或用两手轻轻揉下腹部，或用拳头和手压迫胀痛处，这样可以缓解不适感。

第二产程（第二个阶段）：在临床产科医学上，又称“胎儿娩出期”。产程进入第二阶段以后，胎儿随着强烈而频繁的宫缩逐渐下降，当胎儿先露部下降到骨盆底部压迫直肠时，产妇有排便感，不由自主地随着宫缩向下用力，初产妇需要1～2小时，经产妇需数分钟，一般不超过1小时，胎儿会顺着产道从完全开大的子宫口娩出，从而结束第二产程。

第二产程是最紧张、体力消耗最大的时期，也是保障母子安全的关键时期。产妇能否顺利地生产，关键在于产妇能否密切配合，听从医生的指挥，掌握正确的用力方法。通常说来，有经验的接生医生总是嘱咐产妇要用腹部肌肉收缩的压力配合宫缩，这样力量才能够加大，才有利于顺利分娩。因此，产妇必须学会正确运用腹压。

腹压的运用方法，主要是在宫缩刚开始时，产妇便深深地大吸一口气，随着子宫收缩力的加强，向下用力屏气，直到宫缩停止。宫缩间歇，安静休息，不再用力。经过反复的子宫收缩和腹肌压力密切配合，能加速胎儿的娩出，缩短第二产程。

第三产程（第三个阶段）：在临床产科医学上，又称

“胎盘娩出期”，是指从胎儿娩出到胎盘娩出的全过程。产妇会感到轻松，子宫的体积按其规律慢慢地缩小，胎盘和包绕胎儿的胎膜，俗称“胎衣”，与子宫自然分开，随着子宫收缩，进而排出体外。该产程需要10～20分钟，不应超过30分钟，全部结束。

6. 临产妇缓解分娩疼痛有六法

自我助产动作可减轻分娩痛苦，协调宫缩，加速分娩进程，有效地保护产妇身心健康。现介绍六种方法如下：

（1）深呼吸止痛法。此法在开始分娩时，即可使用。具体操作是，当子宫收缩时，产妇先安静地休息片刻，再用鼻子深深地吸一口气，然后慢慢地用嘴呼出。一呼一吸大约需要6秒钟，每分钟做10次，宫缩间歇时暂停，待下次宫缩时再重复上述动作。临床实践证明，深呼吸不仅可以增加氧气的吸入，减少子宫肌肉的疲劳，而且还可以转移注意力，保持镇静，使子宫收缩得以协调进行，促进分娩。

（2）按摩止痛法。临床实践证明，在深呼吸的同时，辅以合理的按摩，效果会更好。具体操作方法有二：其一，在吸气时，用两手从两侧下腹部向腹中央轻轻按摩；其二，在呼气时，从腹中央向两侧按摩。每分钟按摩次数与呼吸相同，也可用手轻轻地按摩不舒服的部位，如腰部、耻骨联合处。

（3）腰骶压迫止痛法。分娩的过程中，在深呼吸的同时，用手或拳头压迫自己觉得最不舒服的部位，如腰部、骶部或耻骨部等处，效果较好。

(4) 侧卧位止痛法。在分娩的过程中，采用侧卧位可以减轻一些不适感。

(5) 憋气止痛法。在分娩的过程中，当子宫口开全以后，宫缩时使用腹压，深深吸一口气，然后下行而不吐出来，时间越长越好。憋气应在腹部，不要在喉头，类似排便时向下憋气的动作。憋气的作用主要是增加腹压，随着宫缩的规律向下用力，帮助胎儿克服在产道中遇到的内阻力，顺利生产。

(6) 适当走动止痛法。在分娩的过程中，经医生同意以后，产妇可以适当走动一下，或靠在椅子上休息一会儿，或站立一会儿，也可以缓解疼痛。

7. 了解宫缩特点有助于顺利分娩

不少产妇因不了解临产宫缩的特点，在产床上不能按照医生的要求进行操作，往往造成精神紧张和心理不安，不仅消耗了体力，导致身体疲劳，而且影响产程的进展。因此，为了缩短分娩时间，减少产妇的疼痛，应多了解临产宫缩的特点。只有掌握这方面的基本知识，做好产前心理准备，分娩时才能与医生紧密配合，有利于促进分娩。

临产宫缩的整个过程共 3 个特点：

(1) 具有规律性。在临产时，宫缩每次有一定的规律性。临床总结的数字表明，在时间方面表现比较突出，每次持续 30 秒左右，间歇 5 ~ 6 分钟。需要指出的是，随着产程的进展，产妇的宫缩持续时间延长，间歇时间缩短，宫缩强度也逐渐增加，最后宫缩持续时间可达 1 分钟，间歇时间缩短至 1 ~2 分钟。

（2）具有对称性。在临产时，产妇的宫缩起自两侧子宫角，向子宫底中部集中之后，不断地向下扩散。收缩力的对称性表现在：一方面收缩力在子宫底部最强、最持久；另一方面收缩力向下逐步减弱。

（3）具有缩复作用。临床医学在总结宫缩的作用方面，仅用“缩复”两字概括。这是因为：每次子宫收缩后，表现出子宫肌纤维不能恢复原来的长度。这种缩复作用使宫腔容积越来越小，子宫下段被动扩张，迫使胎儿慢慢下降。

8. 产妇不必担心分娩正常出血

通常说来，临产时，子宫收缩有力、骨盆大小合适、软产道正常，可以顺利生产。在胎儿娩出后 2 小时内产妇阴道流血较多，出血量在 100 毫升左右，这属于一种正常现象。所以，产妇不宜过于担心。但是，需要指出的是，分娩后的 24 小时之内再发生大量的阴道出血，且出血量超过 400 毫升，在产科医学上称为“产后出血”。产后出血是引起产妇死亡的重要原因之一，也是产科常见而又严重的并发症之一，发生率占分娩总数的1% ~2%。因此，一旦出现上述情况，不可粗心大意，必须请医生诊断治疗，以免耽误病情，留下终身遗憾。

分娩是人类繁衍生息必然的生理过程，经过漫长的 10

个月，正像瓜熟蒂落一样，必须经过分娩的途径，才能顺利完成分娩任务。其中，产道是胎儿从母体娩出的通道，分为骨产道和软产道两部分。在正常的情况下，随着产程的进展，产道逐渐地扩张、微血管随之撕裂，胎盘的剥离，子宫壁血窦还未完全关闭，从而会引起产中适量的出血。产后出血对产妇的影响，主要是由失血量的多少和产妇本人的情况决定的。如果出血量不多或产妇身体强壮、耐受力强，一般不会留下后遗症。现代临床产科医学认为，正常产妇的失血量为150～300毫升，如果在生产中细节问题处理得及时，方法得当，效果较好，出血量还可减少到60～150毫升。从产妇保健的角度讲，妇女怀孕以后，体内发生了许多代偿性变化，包括水分和血容量增多，血液稀释，这些变化对产妇在分娩时的出血量进行了调整和补充。只要定期做好产前检查，未发现问题，不会影响产妇产后的身体健康。

9. 产妇慎用催产素催产

催产素具有兴奋子宫平滑肌、引起子宫收缩的作用。临床实践证明，在分娩的过程中，恰当地给产妇使用，可以起到良好的引产或加强子宫收缩的作用，俗称“催生”作用。所以，在现代临床产科医学上，催产素应用极为广泛，也深受产妇们的喜爱。但是，应严格掌握好用药的原则和方法，如在分娩的过程中，发生胎儿窘迫的情况，则不宜使用催产素催产。否则，会影响胎儿身体健康。

采用催产素滴注引产，不仅可增加子宫的收缩强度，还会影响子宫胎盘的血液循环，使胎儿宫内缺氧，在不同程度上加重胎儿窘迫程度。具体地说，一方面采用催产素易引起胎儿宫内缺氧，导致肠蠕动增加，以及肛门括约肌松弛，使胎粪排出，容易发生吸入性肺炎；另一方面，采用催产素易引起宫缩持续时间长、间歇时间过短或没有间歇期，会影响胎盘正常的血液循环，极容易引起胎儿宫内急性缺氧，导致死产或新生儿窒息等。此外，如果使用催生剂不当，用药量过大，尤其是在头盆比例不相称的情况下，使用催产素后有发生子宫破裂的可能。产科临床研究资料表明，因滥用催产素而导致产妇或新生儿伤亡的例子并不少见。为此，产妇及家属不要因心急或怕痛而要求医生使用催产素。

10. 心脏病产妇最好选择剖宫产

为了确保安全分娩，心功能三级的产妇不宜采用自然分娩方式进行分娩，最好选择剖宫产。

分娩期是产妇心脏负担最重的时期，特别是对于患有心脏病的产妇来说，这是一个不容忽视的重要问题。患有心脏病的产妇，尤其是心功能三级的产妇，在分娩过程中心脏负担会更重，若选择分娩方式不当，对心脏健康危害更大，情况严重者甚至会导致死亡。从三个产程看，在第一产程中，产妇的子宫收缩能增加周围循环阻力，使血压稍为升高，升高的幅度为5～10毫米汞柱。每次宫缩有250～500毫升血液从子宫中被挤出，中心静脉压也会随之升高。第二产程时，产妇除了子宫收缩外，按照医生要求，在宫缩时屏气出现用力的情况，腹壁肌及骨骼肌同时工作，也会使周围的循环出现阻力，特别是肺部的循环阻力有不同程度增加的情况。此外，屏气用力的动作可增加腹压协助子宫收缩，会使内脏血液涌向心脏，此期的心脏负担最重。第三产程中，大约经过30分钟，产妇将胎儿及胎盘娩出后，子宫骤然缩小，胎盘血循环已渐渐地停止，已排空的子宫在收缩时，血窦内血液大量进入体循环中，使回心血量急剧增加，从而会影响心脏的健康。另外，产妇将胎儿娩出后，由于子宫的迅速缩小，腹压的迅速下降，内脏里的血管不断扩张，大量血液流向内脏器官，回心血量严重地减少，不仅会增加心脏负担，而且产妇对这种变化会觉得不适应，极容易引起心力衰竭，情况严重时还会危及生命安全。

11. 产妇宫口未开全莫用腹压法助产

越来越多的研究表明，在分娩的过程中，宫颈水肿，宫口未开全，不宜采用腹压的方法来助产。

科学地运用腹压方法，是在宫缩开始时产妇便深深地吸一大口气，然后随着子宫收缩力的增强，向下用力屏气，直到宫缩结束为止。

在分娩的过程中，宫口扩张3厘米时，称为“潜伏期”。但是，由于个体情况的差异，在潜伏期，有些产妇的宫口扩张3~10厘米，最慢的宫口扩张速度为每4小时扩张1厘米。如果宫口扩张速度小于以上标准，在产科医学上称为“宫口扩张延缓”。此外，有些产妇由于宫颈水肿，子宫口尚未开全或子宫口迟迟开不大时，助产医生应及时查明胎先露是胎头的哪一部分，在此基础上认真诊断和认定胎位是否属于正常情况，并对症采取相应的补救措施，才能收到较好的效果。若在宫口未开时，产妇过早地使用腹压方法助产，容易造成宫颈前唇长时间被压于胎头与耻骨联合之间，导致人体内血液回流受阻，引起水肿的情况发生，影响宫颈的进一步扩张。另外，如果使用腹压方法不当，会伤及产妇及胎儿，情况严重者，可能由于腹压增大、出口受阻发生先兆子宫破裂。

12. 胎膜已破的产妇须静卧

在正常的情况下，胎膜应在规律的子宫收缩及子宫口开大以后才开始破裂。若发生在临产之前，怀孕到足月或快到足月时，出现阵阵规律性子宫收缩以前，突然感到阴道流出清亮微温的羊水，如小便样，以后不断有少量流出，时多时少，或随活动量增多，这就是早破水，在产科医学上称为“胎膜早破”，这是产科经常遇到的情况，其发生率占分娩总数的6% ~12% 。

引起胎膜早破有多种原因，可能是由于：子宫颈口松弛；羊膜腔内压力不均或过高，如头盆不相称、胎位不正或羊水过多；孕妇营养不良；阴道炎症、子宫颈病变、激烈活动或性交刺激；胎膜发育不良或因炎症致使局部薄弱等原因造成。在临床方面，多数孕妇在破膜后1～2日内会自然临产。胎膜早破对妊娠已满36周的孕妇来说，多无不良影响。但如发生过早则胎儿不成熟，成活机会低；短期内不临产，由于羊膜腔与阴道相通，容易招致上行感染，波及胎儿及孕妇的健康；发生于胎头浮动或胎位不正时，还容易合并脐带脱垂。所以，胎膜已破的产妇应卧床休息，未经医生允许，不要随意乱走动，以免造成不必要的伤害。

13. 瘢痕子宫产妇应慎重对待引产

有些妇女因过去做过剖宫产、子宫肌瘤摘除术或因子宫畸形做过矫正手术，子宫上留下疤痕，这在现代医学上称为“瘢痕子宫”。临床实践经验证明，瘢痕子宫产妇引产极容易发生子宫破裂，破口以后，不仅增加感染概率，还会造成胎心音消失，甚至导致胎儿死亡。

所谓引产，通常是指应用药物或手术等人工方法，引起子宫收缩而结束妊娠，多用于母体或胎儿方面有某些原因不能继续妊娠者。科学地讲，瘢痕子宫产妇选择分娩方式应从实际出发，视具体情况而定，如果上次剖宫产的原因仍存在，此次须再次剖宫产；如果未发现不良因素，且瘢痕愈合良好、胎位正常，但若产程不顺利，仍须进行剖宫产。瘢痕子宫产妇不宜引产的理由主要是：进入临产后，子宫壁原有的瘢痕由于强烈的子宫收缩，而随着每次一阵阵宫缩不断地牵拉、产程进展以及宫腔内压力的升高，分娩时容易在病变处发生子宫破裂；而当子宫发生破裂以后，产妇易出现休克的状态，影响母子安危。在临床上，休克以面色苍白、出冷汗、呼吸浅、脉搏细数、血压下降等为主要症状。

14. 产妇子宫收缩时不要人工破膜

羊水有保护胎儿的作用，胎膜未破时，从阴道内通过羊膜镜可观察到羊水的颜色和形状。在临床上，多数产妇在临产后，宫口开大到一定程度时，胎膜自然破裂，约有10%的产妇尚未临产胎膜即破。但是，在子宫收缩时如果采用人工破膜的方法，容易发生羊水栓塞。一旦发生羊水栓塞，将会危及生命。

产妇在宫缩时，采用人工破膜的方法带来的影响主要表现在四个方面：一是破膜以后，如羊水内含有胎脂、脂类、角化上皮细胞等形成物，会经过人体肺部动脉而进入肺循环阻塞小血管，容易引起肺部动脉高压。二是羊水中含有大量的能够激活凝血系统的物质，若这些物质相遇，可打开凝血的突破口，引起凝血，在小血管内形成一种广泛的血栓阻塞肺小血管，反射性引起迷走神经兴奋，使肺小血管痉挛的情况进一步加重。关键点在于羊水内的抗原成分，容易引起Ⅰ型变态反应，促使小支气管痉挛，支气管内分泌物增多，进而影响重要器官的正常运转，如肺泡通气、换气功能等。临床产科医学认为，肺动脉高压还可引起急性右心衰竭，情况严重者，可导致呼吸循环功能衰竭。三是羊水中含有的某些成分不仅会激发外源性凝血系统，使血管内产生广泛微血栓，还会消耗大量凝血因子。四是羊水中还存在着一种能够激活纤溶系统的物质，血液凝固产生的纤维蛋白代谢产物可激活纤溶系统，进一步促使纤溶活动增强，导致发生纤溶亢进，最终可引起大量凝血物质消耗，导致全身性出血，危害身体健康。

15. 产妇补充液体和热量可助产

在分娩过程中，产妇长时间呼吸运动，流汗比较多，体力和精力消耗相当大，容易出现口干舌燥等症状。在这种情况下，为了保证产妇有充沛的精力和体力，在第一产程中应及时给产妇补充液体和热量，这样有利于生产。

分娩能否顺利地完成，不到最后一刻是不能下结论的。在分娩过程中，初产妇第一产程需要的时间较长，其原因是宫颈口较紧，扩张速度较慢，加上精神紧张，忍受疼痛，身体劳累，胃肠消化和吸收功能均有不同程度的减弱，往往出现食欲不佳、精力和体力不足的现象。另外，随着宫缩逐渐频繁且越来越强，产妇容易出现恶心呕吐的现象，这造成产妇摄入的热量及水分不够，从而导致产力不足，影响产程进展。针对这些情况，助产人员应做到忙而不乱，熟练果断，除了给予产妇精神上的安慰和解释相关问题外，还要鼓励产妇充分利用 2 次宫缩间歇时间少量多次进食，对一些特殊的产妇，也可通过静脉输液补充热量和水分。具体地讲，产妇应进食一些容易消化、在短时间内能被人体吸收又可产生高热量的食物。

16. “急产”不利于母婴健康

在现代产科医学上，产妇全产程所用的时间总共不到3小时，统称为“急产”。事实证明，急产不是因为生得快，对婴儿有益处，恰恰相反，产程太短、分娩过急，不仅会使产妇宫缩恢复能力降低，胎盘滞留不下，而且易导致产后大出血，危害母亲的生命。对婴儿来说，因宫缩过强、过频，会使胎盘血液循环受阻，胎儿因缺血缺氧，发生宫内窘迫。因此，产妇应警惕“急产”现象的发生。

在正常的情况下，初次分娩产妇从出现临产征兆到分娩结束，整个产程需要13~18个小时，经产妇也需要7~10小时。然而，有些产妇因为产道无阻力，宫口迅速开全，在较短时间内结束整个分娩过程。初产妇总产程不到3小时者，经产妇不超过2小时者，均属于急产范围。临床产科医学认为，急产经常发生在经产妇身上，但做过人工流产或引产的产妇也存在发生急产的可能，其主要原因是产力过强、骨盆宽大、胎儿偏小等。

如果产程太短、分娩过急，由于子宫急而快的收缩，胎儿急速通过产道，容易使产妇会阴甚至阴道和子宫颈等处发生撕裂伤。而且，胎儿出生过快，难以适应外界压力的骤然变化，容易使头部血管破裂，发生颅内出血。

17. 产妇需防“滞产”

如果因为某种原因使产程延长，凡超过 24～30 小时者，在现代产科医学上，统称为“滞产”。在分娩时，产妇发生“滞产”，对母婴的生命安全影响很大。

发生“滞产”有多种原因，如子宫收缩乏力、胎头与骨盆不相称、胎位异常、子宫发育畸形、子宫肌瘤、精神紧张、疲劳、进食不足、用药不当等。此外，有些孕妇较长时间地安静休息，每天食用大量美味佳肴，又不注意活动，使胎儿过大，从而容易导致分娩时子宫收缩无力，产程延长，发生滞产。

发生“滞产”会给母婴带来不利：其一，从分娩全过程来讲，因为子宫缩乏力，第一产程延长，精力与体力消耗比较大，整个身体疲劳，易出现疲乏无力、肠胀气、排尿困难等症状，不仅影响子宫收缩，情况严重时，还可引起脱水，甚至酸中毒、低钾血症，容易造成产后出血；第二产程延长，膀胱被压迫于胎儿先露部，特别是胎头与耻骨联合之间，可导致组织缺血、水肿、坏死，形成膀胱阴道瘘或尿道阴道瘘。其二，胎儿长时间受子宫收缩的压迫，易造成胎儿缺氧、新生儿窒息，由此增加了手术分娩的概率，从而使胎儿产伤、宫内感染的机会也随之增加，出生后容易发生并发症。因此，在分娩过程中，为保证产妇顺利分娩，医护人员必须严密观察产程，全面关心产妇的情况，包括产妇的吃、喝、拉、撒、睡等方面的事宜。产程中更应注意宫缩、胎位与骨盆关系的动态变化，及时发现并加以处理。

预防子宫收缩乏力，可避免滞产的发生：首先，做好整个妊娠的保健工作是基础。妊娠末期，生活要有规律，注意饮食和休息，每天适当地活动，防止便秘，严格按照妇产科医生的要求，坚持走完全部检查的程序，如发现问题，精神不要过分紧张，听从医生的指导，坚持做到：放下思想包袱，积极配合医生尽早尽快排除引起滞产的各种不利因素，预防滞产的发生。其次，做好产前教育工作是关键。在分娩前，应让孕妇了解妊娠和分娩是一个生理过程，想生出一个活泼可爱的新生儿，必须经历这个过程，只有认识到位，才能消除一切不必要的思想顾虑和恐惧心理，制定一些具体措施，从而使分娩顺利地进行。

18. 剖宫产前6小时莫进食

胎儿发生危急情况，经过医生诊断后，实施剖宫产术，这既是一种切合实际的选择，又是一种有效的补救措施。但是，在剖宫产前的6小时，产妇应平卧休息，不要进食。

所谓剖宫产，是指产妇在分娩过程中，由于产妇或胎儿的原因无法使胎儿自然娩出，需经腹部切开子宫，取出胎儿及其附属物。剖宫产术作为一种助产式，有利也有弊，可迅速解决难产等问题，降低产妇及围产儿的死亡率，但产后身体恢复比较慢。因此，剖宫产妇应注意产前产后的保健细节问题。

有些家属和产妇由于缺乏产科基本知识，在实施剖宫产术前给产妇进食，这种做法是错误的，其危害性很大。临床实践经验证明，产妇在剖宫产术前进食，一方面容易引起产妇肠道充盈及胀气，影响整个手术的进程，在某种情况下，还有可能误伤肠道；另一方面产妇经历了一次大的手术后，不仅失血比阴道分娩多，身体虚弱，发生感染的机会较多，有些产妇还会因此出现肠胀气等不适感，延长排气时间，对产后身体恢复不利。此外，在剖宫产手术中，为减少产妇的痛苦，通常会使用一些麻醉药物，一旦麻醉药物发挥了作用，会给产妇带来一些不良反应，如出现恶心、呕吐等不适症状，胃内容物经呕吐后，容易被产妇误吸入体内，从而给产妇的身体带来危险。

另外，还需要注意的事项是，剖宫产术6小时后，产妇可以翻身、侧卧，而且可以进食清淡易消化的半流质，如稀饭、面条、萝卜汤等，有利于身体的康复。

19. 哪些产妇适合做剖宫产术

（1）产道异常的产妇。经过检查，如发现骨盆发育不正常、子宫肌肉发育差、子宫畸形、肿瘤阻碍胎儿先露下降、软产道有瘢痕、狭窄或分娩时坚硬不能扩张等异常情况，为了挽救母婴的生命，需要及时做剖宫产手术。

（2）胎儿过大的产妇。经过检查，认定骨盆正常，胎儿过大，分娩时，经处理无效，从阴道娩出婴儿有一定困难的产妇，需做剖宫产手术。

（3）胎儿异常产妇。经过检查，发现胎盘有严重的功能减退，使胎儿缺氧，发生脐带脱垂，但胎心尚好，估计短时间内不能从阴道自然分娩的产妇，需做剖宫产手术。

(4) 出现异常，不允许经产道分娩的产妇。如妊娠末期或临产时发生产前大出血，胎儿尚未娩出，诊断为前置胎盘或胎盘与子宫已剥离，胎儿在子宫内，得不到来自母体的血、氧供应，应立即进行剖宫产。

(5) 胎儿情况特殊，不允许阴道分娩的产妇。如明显的骨盆狭窄，正常大的胎儿也不能经阴道娩出；或临产时发现胎心不正常等情况，为了及时抢救胎儿，需立即进行剖宫产。

(6) 胎位异常产妇。如出现横位、初产臂位、相对头盆不相称等情况，为避免分娩中的危险，这些产妇应立即进行剖宫产。

(7) 其他特殊的产妇。如以前有过剖宫产史，这次决定试由阴道分娩，但原切口有压痛，恐怕发生子宫破裂等情况，临产后才决定手术的。

20. 产妇无须担心会阴切开术

在现实生活中，有些产妇在分娩前害怕会阴切开术，总是担心会阴切开术会损伤有关性神经，会遗留线结、瘢痕，会造成阴道松弛，进而会影响今后夫妻性生活等一系列问题。其实，这种担心完全是多余的。

事实上，会阴切开，在产科临床方面是一种常见的小手术，其目的是为帮助产妇，避免在分娩时造成会阴严重裂伤。通常说来，施行会阴切开术是在做阴部神经麻醉或阴道四周的皮下浸润麻醉以后，从阴道到会阴切开术，切口并不大，只有3~5厘米长，分娩后将刀口缝合，6天后伤口完全愈合，即可拆线，不会留下后遗症。

不是每个产妇分娩时都要做会阴切开术的。一般而言，到了怀孕末期，会阴弹性好的产妇会变得又肿又软，分娩时得到很好的扩张，随着每一阵宫缩使胎头得于露出阴道口，在医生的指导下，适当用力使胎儿娩出。这样，既可避免侧切，又不会发生严重的会阴撕裂的情况。如果出现轻度的裂伤，也容易愈合，属于正常的现象。但是，在分娩时如发生会阴部组织过紧、弹性较差、会阴水肿、耻骨弓过低、阴道口较小、胎儿过大、早产儿、胎儿宫内窘迫等一系列情况，则需要做会阴侧切术。

为了进一步帮助产妇了解需要做会阴侧切术的详情，现具体说明：一是在娩出过程中遇上胎头在产道内受挤压，通过产道有困难，时间长了会造成不良后果，婴儿出生以后容易发生窒息和颅内出血，在这种情况下实施会阴侧切或正中切开术。二是在娩出过程中，当产力强大促使胎儿强行从阴道娩出时，可能会造成母体会阴部的严重撕裂损伤，阴道口将会失去原来具有的张力，情况严重者，甚至连肛门也会受损撕裂，使产妇日后失去控制排便的功能，在这种情况下需要实施会阴侧切或正中切开术。三是在娩出过程中，产妇患有心脏病、妊高征和其他疾病不宜用力时；或出现胎窘迫，要迅速施行各种阴道手术帮助胎儿娩出，在这种情况下，为了避免发生会阴裂伤情况，确保母婴的平安，才实施会阴侧切或正中切开术。

21. 产妇分娩时不要多次做阴检

在分娩时，为了防止产妇的身体出现意外，医生除了注意观察产程外，在严格消毒情况下，会对产妇阴道进行检查，这是贯彻预防为主的一种必要的措施，对保护产妇和胎儿健康有重要的意义。但是，产妇不宜多次进行阴道检查。

对产妇阴道进行检查，主要包括：阴道结构，宫颈的性质、位置、开大程度，胎儿的先露部，胎位，先露部高低，胎头有无水肿和血肿，有无颅骨重叠，胎膜是否破裂，有无胎便污染，有无脐带脱垂，有无阴道出血等。在分娩时，对产妇阴道进行1～2次的检查属于正常的情况，多次进行阴道检查，对产妇的身体健康不利。这是因为：一方面产妇在分娩时，如果对阴道检查次数过多，若消毒工作不到位，会增加产妇感染的概率；另一方面产妇在分娩时，如果对阴道检查次数过多，稍有不慎，过多地刺激局部组织系统，不仅容易引起局部组织出现充血、水肿等症状，而且会增加发生会阴部裂伤的概率，不利于产妇的身体康复。

第三编　产后检查与保健

1. 产妇应了解产褥期九个方面的事项

（1）应了解真实的心情表现。一个身体健康的产妇，将胎儿和胎盘娩出以后，就像经历一场剧烈运动一样，充满了轻松愉快的感觉，但身体十分疲劳，而且还有饥饿感，想饱餐一顿，好好地睡上一觉，这些都属于正常的现象。通常来说，在产后不久，产妇便很快熟睡，有利于体力的恢复。一觉醒来，除了觉得全身软弱乏力外，没有什么不适。仅有少数产妇在分娩以后，会出现全身不可控制的抖动，或发生寒战的情况，面对这种现象，不要过度紧张，给产妇适当喝点红糖水，情况自然会好转。

（2）应了解产后的体温情况。从正常的情况讲，产后绝大多数人的体温均在正常的范围内。在产后 24 小时内，因产妇生产的时间较长或身体过度疲劳，能量消耗过多，肌体产热超过散热，产妇的体温自然会高一些，有些人的体温可达 38℃，这属于分娩正常反应。但是，需要注意的问题是，产后3~4天，由于乳房发胀，可挤出少量乳汁，体温也可上升，但不宜超过38℃。

（3）应了解产后呼吸与脉搏之间的情况。产后不仅会使腹压逐渐地减低，横膈下降，而且呼吸越变越深，越变速度越慢。有人作过研究统计，正常的情况为每分钟呼吸14~16次。另外，由于胎盘循环的停止，加上产妇身体疲倦卧床休息、精神放松等原因，产妇的脉搏表现比较慢，每分钟为60~70次。

（4）应了解产后子宫收缩情况。产后前1~2天，子宫会出现一阵阵的收缩，进而引起腹痛，医学上称为“宫缩痛”。大量的调查数据显示，这种情况多见于第二胎以上的产妇。这时采取喂奶方式，经过3~4天的哺乳，其症状会自然消失。

（5）应了解产后出汗情况。妇女产后具有易出汗等特点，在正常的情况下，一觉睡醒总是满身大汗，有时可浸湿内衣，这是一种正常生理现象。现代临床医学研究认为，产妇的皮肤排泄功能比较旺盛，尤其是妊娠后期，体内所潴留的水分必须在产后排出体外，而出汗是排泄水分的途径之一。产妇多汗的现象，一般说来在几天之后就会自然好转，而不是身体虚弱的表现，不宜紧张，不必治疗。

（6）应了解产后大小便情况。一个身体健康的产妇产后6~8小时即可坐起来，12小时以后可在室内走动或自己上卫生间排便。产科医学研究统计数据表明，在正常情况下，产后24小时内尿量多达2000~3000毫升，需要通过肾脏排出体内潴留的水分。但是，需要注意的问题是，有许多妇女产后经常出现便秘的现象，有时产后好几天都没有一次大便，这与产后最初几天产妇的饮食、尿多、汗多等方面有着直接的关系。产妇食欲差，进食较少，胃液中的盐酸量减少，卧床较多，缺少运动，肠蠕动减弱，腹肌及盆底肌肉松弛，腹压降低，大便时无力、尿多、汗多等种种原因，使产后容易发生便秘，这是产妇不容忽视的一个重要的保健问题。

（7）应了解产后恶露真实内幕。所谓的“恶露”，是指产褥期间的阴道排出物。研究分析认定，恶露中主要含有血液、坏死蜕膜组织、细菌及黏液等成分。在正常情况下，产后最初的3～4天内，恶露量比较多、颜色鲜红，称为“血性恶露”，其中除了血液及坏死的蜕膜组织外，有时里面还有胎膜的碎块、胎儿皮胎、胎毛及胎粪等物质。1周以后，恶露颜色慢慢变淡，称为“浆性恶露”，所含的血液量较少，有较多量的宫颈黏液及阴道渗出液，还有坏死的蜕膜、白细胞及细菌。大约经过2周以后，恶露变成淡黄色或白色，称为“白恶露”，内含有大量白细胞、蜕膜细胞、表皮细胞、细菌及黏液等。需要注意的是，正常的恶露有血腥味，但它不臭。产后3周左右，恶露自然净止。因此，通过对恶露的仔细观察，注意其质和量、颜色及气味的变化，可以了解子宫恢复是否正常，并能发现有无产褥感染。如果产后2周恶露仍然量多，呈土褐色，混浊，并具有恶臭，再伴有下腹压痛及发热，则可能发生产褥感染，应立即到医院诊治，以防感染扩散，使病情加重。

（8）应了解产后会阴部疼痛的情况。在分娩时，因受到胎头的压迫，会阴部出现水肿、疼痛等情况，或在胎头娩出时，会阴部发生轻度擦伤，出现疼痛等情况。所以，产妇不要为此感到紧张，从而引起不愉快。在正常的情况下，经过数日后，其症状会自然消失，不必上医院进行处理。

(9) 应了解产后乳汁分泌过程。对于初生婴儿来说，世界上没有比母乳更理想的食物了。通常说来，妇女分娩后1~2天内，乳房仅流出少量黄色稀薄的液体，它被育婴专家称为“金色的初乳”。研究分析测定，初乳内含有新生儿所需的最完备的营养物质与预防新生儿感染的抗体，这对新生儿的呼吸系统、消化道有保护作用，并有抗感染的作用。产后2~3天，产妇开始感到乳房胀大，变得更加坚实，不但乳房局部温度增高，体温也升高了，但不超过38℃，并且腋下出现肿胀的淋巴结或副乳腺等情况。但是，需要提醒产妇的是，如果乳房不仅胀痛，且伴有高热、发冷，乳房有硬结、红肿、触痛，可能是发生了乳腺炎，应立即到医院诊治。

2. 产后第一天的“保健蓝图”

女性产后第一天的保健尤为重要，有关专家为产妇们设计了产后第一天的“保健蓝图”，即：

(1) 注意预防产后出血。胎儿出生后，产妇在24小时内阴道出血量超过400毫升，称为产后出血。产妇分娩后，如果腹部摸不到坚硬如球的包块（子宫体），或其轮廓不清，应提高警惕，一旦阴道有大量出血，应与医生合作，查明原因。

（2）及早哺乳，一举两得。分娩后半小时内应让婴儿吸吮乳头，这样可尽快建立催乳和排乳反射机制，促进乳汁分泌，还有利于宫缩。

（3）及时排尿，防止尿潴留。在分娩后 4 小时内，产妇应及时排尿。如果产妇排尿困难，时间长了就会产生尿潴留等病症。针对这种状况，可请医生针刺或药物治疗，如仍不能排尿，应进行导尿。

（4）重视饮食，加强营养。多吃些肉汤、鱼汤、骨头汤，有利于乳汁分泌；喝些红糖水，有利于宫缩；多吃些新鲜蔬菜和水果，防止便秘等。对于生冷、辛辣食物，应暂时忌口。

3. 产妇分娩后 2 小时内须留产房观察

产妇分娩后 2 小时内应该留在产房里进行观察，如果出现一些不正常的情况，可得到及时处理，从而确保产妇的生命安全。

多年来的临床实践证明，分娩后 2 小时内是一个非常关键的时间段，不可粗心大意，应该引起医务人员和产妇的高度重视。若产妇产后两小时内出血量大于 400 毫升，说明情况不正常，极容易发生严重并发症，情况严重者甚至还会威胁产妇的生命安全。所以，产妇应该留在产房里休息，接受医务人员严密的观察。与此同时，在产房观察期间，医生除了具体指导和协助产妇进行首次哺乳外，还可通过仔细地观察了解和掌握产妇产后阴道流血量的情况，更重要的是要重点观察子宫收缩、宫底高度、膀胱充盈度等方面发展变化的情况。此外，还可通过测量产妇的血压、脉搏，掌握第一手真实的情况，并认真做好记录，作为临床诊断病情的依据。

根据临床研究和经验总结，妇产科专家提醒产妇注意如下事项：一是在产房观察期间，如果出现产妇产后子宫收缩乏力的情况，应及时向医生报告，医生会根据实际情况采取按摩的方法对子宫进行行之有效的按摩，或肌注子宫收缩剂。二是在产房观察期间，如果发现产妇产后阴道流血量不多，出现子宫收缩不良、宫底上升的情况，说明宫腔内已有积血，经过仔细的临床观察，医生会制订最佳的治疗方案，挤压宫底排出积血。三是在产房观察期间，如果产妇自我感觉肛门坠胀，出现这种情况，通常是由于阴道后壁血肿，应该对肛门进行检查，待确诊之后，医生会给予及时处理。

4. 产后应及时检查胎盘的完整性

产妇分娩以后，为了确保产妇的身体早日康复，医务人员应该及时对胎盘的完整性进行认真检查。对不完整的情况，在抗感染的同时，及时采取一些处理措施，如施行刮宫术，清除残留组织，这样才能有效地防止产后出血情况的发生。

大量的事实证明，引起产妇产后大量出血的病因有多种。其中，最常见的产妇出血的病因之一，就是胎盘因素。若胎盘残留，出血一般多发生在产后10天左右。

在分娩时，如果子宫内存有胎盘或胎膜残留，容易发生产褥感染、子宫复旧不全、晚期产后出血等症状。另外，胎盘剥离不全或滞留，也会引起宫缩乏力，进而引起产后出血。因此，对胎盘、胎膜的完整性进行检查，对产妇的健康有着重要的意义。

5. 分娩后当心“产褥期出血”

胎儿娩出后，随着胎盘的剥离和娩出，产妇阴道会有一定数量的血液流出，出血量一般在 100 毫升左右，这是一种正常的现象。但是，需要注意的是，在分娩 24 小时以后的出血，且出血量大于 500 毫升，在医学上称为“产褥期出血”。实际上，产褥期出血，伴有大量阴道出血现象，与产后正常出血有着本质上的不同，它具有突然发生一阵冲血、间隙性反复发作等特点，情况严重时会发生头晕、心慌、四肢冰凉、晕厥、休克等情况。因此，有关妇产科专家提醒产妇们，分娩 24 小时以后出血，丢失大量凝血物质，导致凝血功能障碍，是造成产妇死亡的主要原因之一，产妇应对此有所了解，不可大意。

临床医学研究认为，引起产褥期出血有以下几个常见的原因：一是子宫收缩乏力。在正常的情况下，胎盘娩出后，良好的子宫收缩往往会迅速关闭血窦，减少出血。然而，在分娩的过程中，有些高龄产妇子宫收缩力较差，产后也容易发生子宫收缩迟缓。如产妇合并有羊水过多、多胎妊娠、巨大儿、妊娠高血压综合征、妊娠合并子宫肌瘤、贫血、产程延长、精神过度紧张、临产后应用过多镇静剂等因素，均可造成子宫收缩乏力，引起产后出血。二是胎盘因素。胎盘部分剥离、胎盘粘连、胎盘植入及胎盘残留等情况，均会引起产后出血。三是软产道损伤。急产、胎儿过大、宫缩过强、不正当的阴道助产、分娩过程中保护会阴方法不正确，均可能造成软产道的损伤，进而引起产后出血。四是凝血功能障碍。产妇患有其他全身疾病，造成凝血功能不良，如血小板减少症、血友病等疾病，从而引起产后出血。

产褥期出血是一种严重的并发症，会导致营养不良，造成身体抵抗力下降，容易发生产褥感染。尤其是席汉氏综合征，就是由于大量出血、休克，引起脑组织中垂体前叶缺血、坏死，其分泌的促性腺激素减少，使卵巢分泌的女性雌激素、孕激素减少，造成产妇闭经、消瘦、无乳汁，乳房及外生殖器官萎缩，它给病人生理上、心理上造成很大的创伤，是产后大出血后遗症的一种。

此外，有两种情况产妇应该有所了解：其一，如果产后3个月发生大量出血，要考虑子宫发生病变，不能作为产褥期出血对待。其二，如果周期性出血，出血量由少变多，持续4~5天，可能是早期恢复月经，是由于全身内分泌系统仍在继续调整，也不宜当做产褥期出血。

6. 分娩后需进行哪些项目检查

（1）体重检查。在产褥期内，产妇主要是休息，整日躺着，下床活动少，全靠家人的伺候。加上为弥补自身的损耗和哺喂婴儿的需要，注重加强营养，摄入过多高蛋白、高热量、高营养的食物，随着活动量的减少，热量消耗少，体内过多的热量自然会转化为脂肪积存在皮下，从而使人发胖，不仅失去了女性体形美，且易患许多疾病。针对这种情况，产妇可以通过自查或医院的体检，了解和掌握自己体重的情况，若发现产后体重过度增加，应采取一些积极保健措施加以限制。为了避免产后继续发胖，除了先天因素之外，产后的精心调理和保养也是非常重要的。因此，产妇不要整日躺在床上，应常下床活动，坚持母乳喂养，这样有助于消耗热量和能量。生命离不开运动，运动和阳光、空气、水以及食物一样，是人体的必需品。运动不仅对维持器官的结构和功能很重要，而且还能调剂精神，增强体质，促进血液循环，预防肥胖和多种疾病。具体地讲，一方面产妇应坚持做到卧床休息与适当活动、进行必要的体育锻炼相结合；另一方面在饮食方面，产妇应讲究膳食的平衡摄入，多吃些富含蛋白质和维生素的食物，应控制脂肪，减少糖类和主食的摄入量，以防止脂肪的储存。

（2）血压检查。在生产后，母体血液及循环系统也在不断地发生变化，妊娠期血容量的增加，产后 2～3 周可恢复至未孕状态。但是，需要注意的是，无论妊娠期的血压是否正常，产后都应该坚持经常测量血压，了解和掌握血压变化的情况。通过常规的检查，如果血压尚未恢复正常，应积极配合医生查找问题存在的原因，从而对症治疗。

（3）尿、血液检查。经过产褥期的休息和调养，大部分产妇身体各器官均获得较好的恢复。但是，仍有一些特殊的产妇需要到医院进行一次产后全面检查，从而确保身体健康。具体地讲，这类特殊的产妇包括：一是患妊娠中毒症的产妇，为了解身体的恢复情况，有必要到医院认真地做一次尿常规检查，若发现有异常情况，及时地治疗；二是妊娠合并贫血，或产后出血的产妇，应根据医院妇产科的要求，定期进行一次血常规检查，全面了解血红蛋白及红细胞计数的情况，如发现仍有贫血的症状，应积极地配合医生进行治疗；三是患有心脏病、肝炎、泌尿系统感染或其他合并症的产妇，更应该面对现实，定期进行检查，有的产妇还需要多次复查。通过身体检查，发现异常应及时治疗，以促进身体早日康复。

（4）盆腔器官检查。产后，产妇生殖系统变化最大，包括子宫的复旧、子宫颈变化及阴道的变化。因此，对产妇盆腔器官的检查成为产后检查一项非常重要的内容，产妇不宜忽视。具体地说，盆腔器官的检查主要包括：一是检查产妇产后会阴及产道的裂伤愈合情况；二是检查产妇产后阴道分泌物的量和颜色；三是检查产妇产后子宫颈有无糜烂的情况；四是检查产妇产后子宫大小是否正常和有无脱垂的情况；五是检查产妇产后子宫的附件及周围组织有无炎症及包块的情况。

7. 剖宫产后应观察哪些异常变化

剖宫产是产科的最大手术，伤口大，创面广，而且与阴道相通，易发生多种并发症。因此，剖宫产后应观察如下几种异常变化。

（1）观察体温的变化。剖宫产术后，产妇的身体受到不同程度的损伤，其体温也会发生一些变化。所以，医务人员应注意观察产妇体温，这是一项不可缺少的护理保健措施。与此同时，产妇本人也要注意观察自己的体温，若发现出现低热的现象，即38℃以下体温，不要紧张和害怕，这主要是由于手术损伤的刺激和术后肌体对伤口处出血的吸收所致，属于一种正常的现象，有条件者，及时请医生进行诊断。但是，需要提醒产妇注意的事项是，实施剖宫产术后，如果出现持续发热，尤其是高热不退，即体温38.5℃以上，则属于一种异常的情况，切不可粗心大意。在产科临床方面，此异常现象多见于产妇身体手术的创伤大、失血量过多、抵抗力降低，造成细菌感染，引起的发热。针对这种情况，妇产科专家指出，一旦出现产后发热的现象，应引起高度的重视，立即请医生诊断，尽快查明引起发热的原因，及时地给予治疗处理，避免病情向不良的方面发展。

（2）观察脉搏、血压的变化。剖宫产术后，产妇身体的整体平衡环境受到了破坏，尤其是生殖道的自然防御机制已处于不平衡的状况，出现抵抗力降低等情况，此时更需要全面的呵护，尤其是仔细观察产妇的脉搏、血压等变化情况，这是一项不可缺少的护理措施。产科医学认为，剖宫产后产妇的脉搏、血压会随着体内的情况而发生变化，但大多数剖宫产妇脉搏、血压较术前低，属于一种正常的现象。但是，如果剖宫产的产妇出现脉搏加快，而血压持续下降、偏低，这是一种极不正常的现象，应立即请医生查明发病的主要原因，及时地给予治疗，以促进身体的早日康复。

（3）观察局部情况发生异常变化。剖腹产是解决难产的开腹大手术，术后产妇恢复是否顺利，与产妇日后的身体健康有着直接的关系。因此，在一年时间内，剖腹产产妇要坚持仔细观察局部情况发生的异常变化，这是一项很好的自我保护措施。这是因为剖宫产手术仍存着一些健康隐患，在产科医学上，专家们将局部异常现象分为近期和远期两种类型。具体地说，所谓的近期异常现象，主要是指切口感染、切口深层以及浅层出血等情况；所谓的远期异常现象，主要是指线头存留、缝合处反复红肿、疼痛，切口处膜壁薄弱形成切口疝，腹腔器官粘连，子宫恢复不良等情况。为了确保产妇的身体健康，如果发现有上述异常现象，不可粗心大意，应及时到医院就诊，查明发病的原因，制订切实可行的治疗方案，对症治疗。

8. 剖宫产后“五不要”

（1）不要平卧。手术后，麻醉逐渐消失，产妇伤口感到疼痛，而平卧位子宫收缩的痛觉最为敏感。因此，采取侧卧位，身体与睡床成20°~30°角，并用被子或毛毯折叠放在背部，可减轻身体移动对伤口的震动和牵拉痛。

（2）不要静卧。术后麻醉消失，知觉恢复，应该下床进行肢体活动，24小时后可以练习翻身，坐起或下床慢慢地移动。这样能够增强胃肠蠕动，及早排气，以防止肠粘连和血栓的形成。

（3）不要过多进食。手术时肠管受到不同程度的刺激，正常功能被抑制，肠蠕动相对减慢，如进食过多，会使粪便增多，不但会造成便秘，而且使产气增加、腹压增高，不利于康复。所以，术后 6 小时内应禁食，6 小时后也要少食。

（4）不要多吃鱼。鱼所富含的二十碳六烯酸具有抑制血小板凝聚的作用，不利于术后的止血及伤口的愈合。

（5）不要吃产气过多的食物。如黄豆及豆制品、红薯、蔗糖等，这些食物易发酵，在肠道内产生大量的气体膨胀，影响早日康复。

9. 哪些产妇应特别注意产后出血现象

（1）患有妊娠高血压综合征的产妇。在妊娠 5 个月以后，孕妇出现水肿、血压增高、蛋白尿等症状，称为“妊娠高血压综合征”。有专家明确指出，此征是由妊娠引起的，以高血压发病为主要特征。该病是孕产妇常见的疾病之一，因病情轻重程度不同，可分为轻、中、重三度。一旦妊娠高血压综合征发生病理性变化，可直接影响到体内许多重要脏器，使肾、肝、心脏、子宫、胎盘等部位随之发生阻碍性的问题。仅以妊高征患者有凝血功能障碍为例，不仅容易发生胎盘早剥离，产后子宫收缩乏力，出血量较大，情况严重者，甚至造成死亡。所以，为避免发生意外，患有妊娠高血压综合征的产妇，更应注意观察产后出血的情况。

（2）患肝炎、肝硬化的产妇。原本患了肝炎、肝硬化疾病后，肝功能受到不同程度的损伤，处于不正常的状态，出现血凝浆血因子减少现象。特别是在分娩时，身体经历了剧烈的运动，加上体内重要器官互相作用，引起产后出血量明显增加。据国内有关统计数字显示，出血率达57.1%。所以，为避免发生意外，患肝炎、肝硬化的产妇应特别注意观察产后出血的情况。

（3）子宫过度膨大的产妇。临床研究分析认为，羊水过多、多胎妊娠、巨大儿等，可引起子宫过度膨胀，使子宫纤维过度伸长，产后收缩乏力，恢复比较缓慢，加上宫内损伤面较大，易造成产后出血量过多。另外，生育过多胎或分娩过快，易使子宫纤维发生退行性变化，出现结缔组织增多，肌纤维减少，收缩无力的情况，也是造成产后大出血的原因之一。据有关专家的调查，产妇分娩出6斤的胎儿，产后出血率为37.7%，8斤以上则上升到51.5%；胎盘面积200平方厘米的出血率为32%，400平方厘米者为40%，500平方厘米者为58%。所以，子宫过度膨大的产妇应注意观察产后出血的情况。

（4）以往有多次人流及刮宫史的产妇。多次人流及刮宫子宫内膜受到不同程度的损伤，天长日久，形成一种创面，破坏了整体平衡性，再次妊娠时更加容易发生胎盘粘连的问题，造成产后胎盘不易剥离，进而影响子宫收缩的进程。这样就导致了产后大出血的情况。所以，为避免发生意外，有多次人流及刮宫史的产妇应注意观察产后出血的情况。

（5）患血小板减少症的产妇。在非妊娠期的妇女血液中，血小板波动性很大，正常范围为15万~45万/立方毫米。妊娠以后，血小板数字、外形和功能均无明显的改变。现代医学研究认为，血小板的主要生理功能是释放多种血小板因子及其他与血有关的因子，使血液凝固。妊娠期间，如合并患有血小板减少疾病，会引起孕妇血液中血小板数量减少，如每立方毫米血液中血小板在10万以下，在临床方面即可诊断为血小板减少症。而患了血小板减少症的孕妇，经常因凝血功能不良造成产后出血不止的现象，给产妇带来了生命危险。为避免发生意外，患血小板减少症的产妇应注意观察产后出血的情况。

10. 产妇腋下长肿块无须过度紧张

产科临床调查结果证实，有相当多的妇女于产后2~3天突然感到乳房发胀，同时发现腋下长了大小不等、位置较浅、质地较硬、形状不规则的块状物，一旦痛起来，让人难以忍受，这样总是让产妇们怀疑长了不好的东西，导致产后产生不良的情绪。

实际上，产妇腋下出现的大小肿块是一种乳腺，属于不正常的乳房组织，也是一种先天发育不良的乳房组织，在医学上通称为“副乳房”。但需要说明的是，这种“副乳房”是乳房及乳头发育异常的一种类型，它有乳腺组织，无乳头或乳晕，在组织结构上与正常乳腺相似。在人体正常的情况下，由于没有受到不良因素的刺激，内外环境比较好，几乎没有乳汁分泌，更不会让人感到乳房膨胀等异常情况的出现。但是，妇女怀孕早期，乳房即开始发生变化，副乳腺也会受到激素的刺激和影响，可能出现肥大的情况。从妊娠8周起乳房就逐渐增大，让孕妇感觉有乳房发胀或刺痛等症状，这是由于乳腺腺泡和腺管增生、脂肪沉积、结缔组织充血的结果。分娩之后，将胎盘排出体外，身体内部发生了一系列的变化，雌激素和孕激素水平迅速下降，解除了抑制乳汁生成的作用，在这种情况下，乳腺"出奇"活跃，造成乳汁大量分泌。副乳腺此时可产生胀满、胀痛感，初产妇更为明显。有时因乳腺管不通畅，导致淤积成硬块，产生一种特殊的胀痛感觉，才引起产妇们的注意，进而发现腋下肿块。多数人在乳管畅通、乳汁顺利排出后，随着疼痛的消退，肿块自然消失，不必上医院进行处理。

11. 慎重对待产后第一次大小便

针对大多数产后妇女出现便秘的情况，国内外医学界妇产科的专家反复强调，产妇生完孩子后，对第一次大小便，应了解和掌握排尿的最佳时间。产妇应于分娩后4~6小时主动排尿一次，若不能及时排尿，会引起泌尿系统感染，进而影响子宫恢复，不利于身体的康复。

产妇之所以要高度重视产后第一次小便，主要原因是：产妇此时处于一个特殊的时期，饮食方面不够正常，身体比较虚弱，抵抗力低，易因小便不畅导致尿潴留，发生尿路感染或便秘，而且可引发多种疾病，危害产妇的身体健康。

在正常的情况下，身体健康的产妇产后 4 ~6 小时内应自行排尿。临床产科医学研究认为，妊娠后期孕妇体内潴留大量水分，分娩以后，一部分由汗腺排出，另一部分则进入膀胱，由此增加尿量。有些产妇，尤其是初产妇，发生排尿功能的暂时障碍，不能自解第一次排尿，这是由于产程较长，胎头挤压膀胱，引起尿道充血、水肿，使尿道闭塞、膀胱功能失调，不能像常人那样顺利排尿。加上分娩时造成的会阴部伤口疼痛，使产妇不愿解小便；也有的产妇不习惯在床上排尿，而致排尿困难，等等。因此，一旦出现无法排尿的情况，应该及时处理：让产妇在精神上放松，选择自己习惯的排尿方式，或用热水洗外阴，让产妇听流水声等方法，可诱发排尿。

产妇生完孩子后，容易在前几天发生便秘，这主要是由于产后卧床时间较长，活动量减少，食欲较差，进食较少，肠蠕动减弱等。为了防止产后便秘，在无特殊的情况下，产后6 ~7 小时可以坐起，第 2 天可以下床在床边进行简单的活动，适当做些产褥体操，不断地促进肠蠕动，有利于防止便秘。另外，在饮食方面，应该鼓励产妇多喝水，多喝稀饭，多吃带汤水的面条，使膀胱迅速充盈，强化尿意，促进排尿，不要吃容易导致上火的食物。

对做过会阴侧切的产妇来说，本来就使不上劲，再加上便秘，造成身心痛苦，甚至影响伤口愈合。出现这种情况，应在医生指导下服用一些收敛作用的药物，或采取食疗法疏通小便，润肠通便。

12. 产后应防心脏病复发

在现实生活中，有的患心脏病的产妇认为，只有孕期和分娩时才有发生心力衰竭的危险，往往忽视了产后预防心力衰竭的问题。其实，这种认识完全是错误的。

越来越多的研究证明，妇女在产后的6~8天内，尤其是产后1~3天里，仍存在发生心力衰竭的危险。因此，患心脏病的产妇产后更应该注重保健问题，预防心脏病复发。

（1）保证产妇休息时间。生产以后，第一要务是静养调理身体，产妇只有休息好了才能消除分娩产生的各种疲劳。其实，产妇休息的方法很多，其中最有效的方法有：一是为避免过度的劳累，最好请家里人帮助照顾孩子，以保证产妇有充足的睡眠时间；二是产妇每天在床上适当活动下肢，以助心脏活动，保持体内重要器官的正常运转。人的健康四大基石其中有一条就是适当运动，经常参加一些活动，在某种意义上讲也是一种非常好的休息。在正常的情况下，身体健康的产妇5~7天以后可以下地活动一下筋骨。但是，下地活动应讲究科学方法，以循序渐进的方法进行，对身体恢复有益。

（2）让产妇保持良好精神状态。产妇产后保持良好精神状态，是身心健康的一项重要的内容。产妇应该客观地看待一切事情，学会自我调节情绪，使心态平和，心境就能够悠然、恬静，就能随遇而安，顺其自然，保持心态平衡有利于身体的康复。相反，如果产妇情绪容易激动，给体内带来一些不良的刺激，就会破坏平衡机制，不利身体的恢复，情况严重者甚至还会导致疾病的发作。

（3）重视产妇的饮食。产妇产后，既要弥补生产的损失，又要哺育婴儿，所以饮食的基本要求是：一是富于营养，讲究膳食平衡；二是少吃多餐，限制盐量，多吃容易消化的食物，不宜吃太油腻的食品，以免增加消耗负担。

（4）讲究个卫生，防止感染。产妇产后主要的保健任务是注意保持全身清洁，特别是外阴的清洁卫生，使用的卫生纸应按产科保健的要求，严格进行消毒和管理，防止产褥感染。

（5）特殊产妇不要哺乳。现代医学研究认为，心功能三级以上的产妇不要哺乳，否则会影响身体的康复。

13. 产妇应重视预防足跟痛

在现实生活中，有的产妇生了孩子以后出现脚后跟痛的情况，按传统习惯说法是“在月子里受了风”。针对这种情况，妇产科的专家们也明确地指出，产妇足跟痛与产后保健有着密切关系。在临床上，足跟痛是产后疾病中比较常见的病症之一，主要症状表现为：足跟疼痛，经过休息后，疼痛症状有所减轻，如遇上较热的天气，产妇则感到比较舒适，久站或步行稍远，或遇上寒凉的天气，产妇则感到疼痛的出现，或较原来疼痛明显加重。出现此病症，不能大意，若得不到及时调治，日久不愈会落下“病根”。

中医认为：产后足跟痛，日久未愈，复感寒邪，寒积于内，血遇寒则凝，脉络受阻，疼痛越重，不能步履。这是因为：足跟为肾所主，妇女产劳损肾气，遭风冷乘虚而侵袭，以致腰脚之脉络自行不畅，乃现痹而作痛。

现代产科医学认为，导致产妇足跟痛的主要原因是：平时体质虚弱，在分娩过程中用力过度，或产程延长，或产时出血过多，耗伤气血，生产之后，在产褥期下地活动太少，几乎是足不沾地，脚跟脂肪垫出现退化，再行走活动时压力和震动使退化的脂肪垫水肿、充血，从而引起疼痛。因此，为了确保产后身体健康，一定要做好预防工作，如防寒凉，不赤脚穿鞋，使用水时用温水，避免冷水和寒冷的刺激，可早点下地活动，防止脚跟脂肪退化，但不要过早下地劳动或做家务劳动。

14. 产后满 3 月置节育环为最佳时间

宫内节育器，俗称“避孕环”。我国采用宫内节育器避孕已有 50 余年的历史了。临床研究观察和大量事实证明，它是一种安全有效、简便经济的避孕措施，将环取出后，不会影响生育，深受群众的欢迎。产后满 3 个月是放节育环的最佳时间，有利于产妇的身体健康。

妇女产后满 3 个月后，子宫已经基本恢复原样，宫腔大小恢复到正常的状态，且大多数产妇尚未恢复排卵，这样，大大地降低受孕概率。如果妇女产后满 3 个月已来过月经，可在月经干净后 3 ~ 7 天放环。如果妇女的卵巢已恢复排卵功能，月经虽未来潮或哺乳期闭经，也能受孕。在这种情况下，经过医生检查，确定没有怀孕后，再确定放环时间。

放节育环应讲究适合的最佳时间。这是因为，子宫已恢复到正常大小，宫口不紧张，放环操作容易，痛苦较少，且子宫还有一定的硬度，手术时不容易发生穿孔的问题。加上，产妇仍处在产假期间，放节育环后可以得到充分休息，有利于恢复体力，从而减少了节育环的脱落率。

第四编　产妇衣着与保健

1. 产妇分娩后要科学选择内衣

分娩以后，为哺乳的需要，产妇的身体发生了一些变化，如果仍采用普通款式的胸罩，不仅不利于哺乳，还增加了不少麻烦。因此，在选择内衣时应从生活实际出发，以保健、舒适、实用为主，有针对性地选择适合体形变化的内衣，这才是最科学的做法。

产妇戴胸罩，不仅有利于将乳房托起，还可充分体现出胸部的线条美。从实用和保健的角度讲，产妇选购为哺乳母亲设计的胸罩，主要有三个方面的因素：其一，罩杯采用简单的活动纽扣设计，不仅穿着方便，而且非常实用。如需要给婴儿哺乳时，只需解开罩杯的纽扣，即可喂哺母乳。其二，产妇乳房的乳腺管处于开放状态，为了避免堵塞乳腺管，影响宝宝的喂乳，胸衣应选用简单、尺码稍大、弹性好、透气性能好，无不良刺激的棉质布料，穿着以感到宽松、舒适、柔软、轻便为宜。其三，罩杯后有三个活动扣钩设计，方便随体形的变化将尺码作适当的调整。

2. 产妇穿得多不利于排汗

我国民间流行一种说法：产后百脉空虚，外邪极容易乘虚而入。因此坐月子的产妇，为了避风寒，常常头包厚布，身着厚衣，认为衣服穿得越多越好，睡觉盖着厚被。其实，这种做法极不科学，对产妇的健康有害。

妇女生产后，身体内部发生了一系列的变化，体质变得虚热，加上皮肤排泄功能特别旺盛，不断将体内的水分排出，由此出现出汗特别多的现象。在这种情况下，产妇应做好预防保健工作，尤其是在汗液没有擦干的情况下，不要直接吹风，或坐在风头下休息，若受到寒风袭击侵害，很容易引起感冒。这样会使产妇落下病根，影响身体的康复进程。如果不论天气是冷还是热，总是沿用老一代人坐月子的做法，怕受风感冒，身上多穿，床上多捂，使身体过多的热不能得到及时地散发，也会造成人体出汗过多，时间长了，容易导致全身虚弱无力，因此，在“坐月子”时，穿戴以暖和、舒适为原则，产妇的衣着要适宜，最好宽大一些，以利通风，稍有出汗也会很快减退，使身体保持正常的体温，既可正常地排泄出水分，又不会因寒风袭击导致发病。

3. 产后衣着应讲究卫生保健

(1) 衣着讲究宽大舒适。在现实生活中，有些产妇穿衣以紧身为主，经常穿牛仔裤，有的还束胸。其实，这种穿着打扮不仅不能掩饰身材臃肿，且更加暴露了身体的缺陷。从保健的角度分析，这种穿着方式不符合生理卫生的要求，突出表现在：一方面穿紧身服装不利于人体血脉的流畅，使动脉供血和静脉回血发生障碍，致使腹内脏器因营养不良而导致功能紊乱，甚至发生肿胀、食欲缺乏、消化不良、少便、恶心、下肢肿胀等症状；另一方面产妇经常束胸会压迫乳房，容易乳痛。因此，产妇的衣着以稍宽大一些为佳，贴身衣服以棉织品为好，腹部可适当用布裹紧，既可防腹壁松弛下垂，又有利于子宫复原。

（2）衣着讲究厚薄适中。从怀孕到分娩，经过了一次巨大的生理变化，从内脏到皮肤，从外形到骨骼都发生了变化。加上产后失血伤阴，身体比较虚弱，抵抗力也大大降低，为了适应外部环境的变化需要，衣着应根据季节变化增减调配。“顺应天时，调适寒湿，百病不生。”在一年四季中，夏季是一个比较特殊的季节，其特性表现为一个“热”字，产妇衣着应以穿棉布单衣单裤为主。最佳的穿衣方案是，从自身体质情况出发，以不寒不热为好，如感觉肢体怕风，可穿长袖衣。但是，夏季应注意防止长痱子或中暑。

（3）穿袜子讲究养生之道。坐月子期间，为预防足部疾病，产妇穿上袜子保暖不失为一种行之有效的保健措施。但是，在选择袜子方面，应选择保暖作用较好的纯棉或纯毛线编织的袜子。而且，产妇最好不穿丝袜，这种袜子具有吸湿和保暖性能较差等特点，穿着时间长了容易患上脚癣，不利于身体的康复。

(4) 讲究卫生。坐“月子”期间，产妇流汗较多，为了防止感冒，被汗水浸透的衣服应做到湿了即换。此外，在产妇的阴道处经常出现一些液体的分泌物，内裤需要勤换勤洗，以保持身体卫生，防止感染。

4. 产后坚持戴乳罩有利于保护乳房

在现实生活中，有些产妇产后，为了图方便，经常不戴乳罩。这样做不利于乳房的保健。

产妇产后，为了哺乳的需要，乳房也在不断地发生变化。在这个特殊时期，产妇若不佩戴乳罩，天长日久，随着乳房重量的增加，容易导致乳房明显下垂，尤其在走路等的过程中，增重的乳房往往会震荡严重，不仅自己感到不舒服，而且乳房下垂也越来越明显。相反，带上乳罩使乳房有了扶托，使其保持在原来的位置上，支持和保护乳房处于良好姿态，既可使乳房血液循环通畅，增加乳汁分泌产量，又可以防止乳房下垂，有利于保护乳房的健康，还可提高乳房抗病能力，并且可以保持女性胸部的美观。

5. 哺乳期产妇慎用化纤面料乳罩

为了防止乳腺管被堵塞，导致母乳少或缺奶，为了小宝宝的健康成长，哺乳期产妇不宜佩戴化纤面料乳罩。

哺乳期产妇佩戴化纤面料乳罩后，乳腺管处于开放状态，日积月累，乳罩上的细小纤维，经乳房上的乳孔顺利地进入到乳腺管中，从而引起乳腺管的堵塞，使乳汁排泄系统出现受阻的情况，当产妇给婴儿喂奶时，婴儿会吸入这些化学纤维，进而影响胃肠的健康。

6. 产后束腰隐患多

爱美，追求美，是每一个女人的天性。为恢复产后体形，以显示女性的曲线美，不少年轻的母亲在产前已准备好一些腹带，等孩子一生下来便将腰部至腹部紧紧地裹住，希望体形恢复如初。殊不知，在产褥期间，产妇过早束腰容易引起多种妇科疾病，给健康带来许多隐患。

在产褥期间，产妇的腹部处于恢复期，也是人体大血管密集的地方，过早束腰不仅无助于恢复腹壁的紧张状态，反而使产妇腹压增高，从而使盆底支持组织及韧带对生殖器官的支撑力减弱，导致子宫下垂、子宫严重后倾后屈、阴道前后壁膨出等。另外，过早束腰会导致生殖器官正常位置的改变，使盆腔血液运行不畅，抵抗力下降，容易诱发盆腔静脉淤血症、盆腔炎、附件炎等各种妇科疾病，严重影响产妇健康。

7. 穿工作服哺乳对婴儿危害甚大

在现实生活中，有一些女工回到家后，为了图方便，穿着工作服便给孩子喂奶。殊不知，这种哺乳方法对孩子的身体健康危害特别大。

工作服是指在劳动或工作时所穿的统一服装。据调查研究测定，在我国许多工厂或企业中，因工作的关系，许多女工所穿的工作服上或多或少沾着一些油垢、尘土和纺织纤维，尤其是那些特殊企业女工的工作服上，还含有毒性强烈的化学物质或带有致病菌。在这种情况下，穿着工作服给孩子喂奶，当孩子吃奶时，因孩子的双手具有好动的天性，四处乱抓或乱摸，手上会染上一些脏的东西，加上孩子有吸吮手指的习惯，自然会将手上沾的脏东西吸到嘴里，从而很容易发生肠道疾病或引起中毒。

8. 产妇久穿紧身衣裤不利身体恢复

产妇分娩后，总是希望自己的体形尽快得到恢复。在着装方面，喜爱穿紧身衣裤，充分显示女性人体的自然曲线美。但从卫生保健的要求上讲，妇女产后久穿紧身衣裤不利于身体健康。

所谓的紧身服装，主要分为紧身衬衣和紧身裤两种。对于产妇而言，穿紧身衣裤，虽可限制肌肉松弛，防止乳房下垂和腹部突起，但不符合产后生理卫生方面的要求。这是因为：产妇久穿紧身衣裤会影响人体血液的正常循环，尤其是在炎热的夏天，穿紧身内裤会使出汗比一般人多，而且不利于散发潮气。加上人工制造的纤维服装含有的化学物质，易对身体产生一些不良的刺激，使局部黏膜皮肤脆弱，抵抗力降低。而产后会阴部或多或少仍有不同程度的损伤，若再穿纤维的紧身内裤，会使病变组织受到摩擦、压迫，容易诱发外阴炎和尿道炎等妇科病症，严重地影响产妇的身体恢复。

9. 产妇应勤换内衣

由于刚刚分娩不久，产妇抵抗力低下，为了避免交叉感染，在穿着方面应勤换内衣，以保持清洁卫生。另外，更换衣服时要避免感冒。

产后产妇的身体发生了变化，皮肤的排泄功能比较旺盛，不管夏季还是冬季，总是比正常人出汗多，稍微活动或进食时更是汗流满面，常常会浸湿衣服、让人感到黏湿难受。同时，由于哺乳的需要，产后乳房开始分泌乳汁，有的产妇漏奶，乳汁不断外流，经常浸湿乳罩、内衣，穿着它时间长了，可能会引起一些皮肤疾病。此外，妇女产后最初几天，阴道仍会不断地排出血性恶露，常污染内裤、被褥等。所以，从保健的角度讲，产妇要勤换衣物，特别是内衣等用品需要天天更换，以保持卫生，防止交叉感染。

10. 产妇内衣不要翻晒

在现实生活中，许多家庭养成了把产妇的内衣清洗干净后，将贴身的内衣翻晒的习惯。其实，这种做法对产妇的身体危害很大。

“环境污染是看不见的杀手”。在我们的生活环境中，自然界存在着许多对人体有害的物质。现在已认定会对人体造成危害的污染物质大致有百余种，其中，影响范围广且对人类构成威胁的有粉尘、二氧化硫、一氧化碳、二氧化碳、碳氢化合物、微生物、硫化氢、氨等，这些污染物都是危害人体健康的潜在因素。在日常生活中，当人们将内衣、内裤翻晒时，这些有害物质便会黏附在内衣、内裤上，从而使内衣、内裤穿到身上时容易引起皮肤过敏发痒，诱发皮肤各种炎症，特别是对正处于产褥期的产妇影响更大。这是因为，分娩以后，产妇身体虚弱，抵抗力比较低，尤其是子宫内膜仍存在一定创面，如果污染了创面，会引起妇科疾病。此外，需要提醒的是，这些潜在的危险，在短时间内疾病症状不明显，很容易被人们忽视，得不到及时治疗，时间长了，对身体的危害就大了。

11. 产妇衣服白日晾晒更卫生

在现实生活中，生活在大都市的人们，社会竞争较激烈，生活节奏较快，时间表安排得很满，家中有产妇的不少家属因工作比较忙，白天往往没有时间洗衣服，只好留在晚上洗产妇的衣服，将其晾在露天下过夜。其实，这种做法很不符合生理卫生的要求。

在正常的情况下，夜间的气温比较低，空气中的水蒸气容易冷凝变成雾气。据专家的测验，雾气呈碱性。将衣服晾在露天下过夜，大量的雾气积聚在衣服上，对衣料有一定的腐蚀作用，会影响衣服的寿命。除此之外，雾气中夹杂着一些细菌、病毒、有害物质，附着在衣服上，尤其是内衣上，再次穿在身上容易在皮肤上发生变态性反应，导致“病从肤入”，危害产妇的身体健康。因此，为了确保产妇的身体健康，应科学地安排洗产妇衣服的时间，坚持做到白天洗，白天晾干，傍晚收回，整齐叠好，这样有利于身体健康。

第五编 产妇盥洗与保健

1. 产后洗脸应使用温水

在我国有些地方，广泛流传着产后“洗脸遭风，老年患头痛”的传统说法。其实，这种说法缺乏科学根据，不符合产妇卫生保健的要求。

妇女产后应与正常人一样应讲究日常卫生，每天需要洗脸。科学地说，在一天之内，以早、中、晚各洗1次脸为宜，尤其是炎热的夏天，经过一天的活动后，身体出汗较多，更需要洗脸。而且，洗脸不仅可以加速皮肤血液循环，促进皮肤新陈代谢，使皮肤光滑滋润，还可以增强皮肤对外界寒冷的抵御能力。但是，需要注意的是，产妇洗脸最好使用温水，水温以不感到烫手，觉得舒适为宜。

2. 产妇防病饭前、便前要洗手

产妇身体虚弱，抵抗力较低，为防止病从口入，在坐月子期间，应保持良好的卫生习惯，坚持做到饭前、便前均要洗手。

产妇做到饭前洗手，可以洗去手上的污垢、细菌等沾染物，有效地防止病从口入。消灭感冒和咳嗽的病原体，最有效的办法之一是勤洗手，而且要使用肥皂，每次洗手的时间不少于10秒钟。虽然肥皂不能杀死病菌，但可使病菌脱离皮肤，被水冲走。另外，产妇做到便前洗手，可以有效防止妇科疾病发生。产妇产后处在一个特殊时期，上厕所的次数比常人多，大小便时免不了双手与内衣及下身皮肤接触，手上的污垢、细菌、寄生虫卵等沾染物可能会沾染到内衣和下身皮肤上，尤其是病毒黏附在外阴、大小阴唇，甚至进入阴道破损处，并在那里生长繁殖，从而引起一些疾病，如霉菌性阴道炎等。

3. 产后不刷牙、漱口会损伤牙齿

在现实生活中，有的产妇由于受到当地旧风俗的影响，坐月子期间不刷牙、漱口，认为刷牙、漱口会损伤牙齿，引起牙痛病。其实，这种说法也不符合产妇养身之道。

现代医学研究表明，人的口腔中具备微生物生长繁殖的有利条件，存在着大量的微生物，如链球菌、葡萄球菌等。科学家作过统计，1毫升的漱口水中含有1万~50万个细菌，1克牙垢中含有100亿个细菌。

产妇分娩后，在坐月子期间需要补充营养，除一日三餐外，还增加了每日的进餐次数，有些产妇每天多达6~7餐，进食大量的糖类、高蛋白类食物。如果不刷牙、漱口，

污垢得不到及时清除，病菌就会乘机而入，对牙齿造成的危害是很大的。这是因为，大量的食物残渣存留在牙齿表面和牙缝里的机会增多，在细菌的作用下，发酵变成酸性物质，最易腐蚀牙齿，使龋齿、牙周炎、口腔炎等发病率大大增加，甚至因链球菌的感染，诱发风湿热、肾炎、心脏病等病症。

“生一个娃，掉一颗牙”。这句谚语充分反映了产妇不注意口腔牙齿卫生带来的危害。从保健的角度讲，“坐月子”的产妇更要比一般人注意口腔卫生，不但要刷牙、漱口，而且坚持做到每天早、晚各刷一次牙，刷牙是清除污垢和食物碎屑最有效的方法。如能在每次进餐后刷牙、漱口，对牙齿健康更为有利。此外，中医主张产后用手指漱口，即用干净的手指按摩牙齿牙龈数遍，更有利于护齿。

4. 产后也需常梳头

在现实生活中，有的产妇受到当地旧风俗的影响，在坐月子期间不敢梳头，因为听老人说梳头会引起头痛、脱发等，甚至留下“头痛”的病根，影响下辈子的身体健康。其实，梳头与坐月子没有直接的关系。

关于梳头发健身，我国历代文献几乎皆有记载。其中，南北朝著名的医学家陶弘景说：“发当数栉，血液不滞，发根常坚。”现代医学研究成果已证明：梳头发对人体确有保健作用。

科学地说，在坐月子期间，产妇照常梳头，这是一种良好的卫生习惯。梳头不仅是清洁头发和美容的需要，而且还是一剂养生不花钱的健脑良药，它的特殊保健作用有两个方面：一方面，经常梳头可去掉头发中的灰尘、污垢，保持头发的卫生清洁；另一方面，梳头主要通过木梳刺激头皮，可促进局部皮肤的血液循环，以满足头发生长所需要的营养物质，有效地防止脱发、早生白发、发丝断裂、分叉等情况的发生，有利于头发保健。

5. 产后按摩乳房可增加乳汁分泌

丰满挺拔而大小适中的乳房，有利于突出女性曲线美，这是不少年轻女性追求的目标。然而，在现实生活中，有不少产妇在生产之后，却不知正确、合理地对乳房进行按摩以更加有利于乳汁分泌和健美等方面的保健知识。

产妇经常正确对乳房进行按摩，可改善乳房血液循环状况，减少乳房的脂肪堆积，避免停止哺乳后乳房松弛下垂，促进乳房挺拔健美。更重要的是，对乳房按摩应抓住最佳时间。经验证明，在产后2～3天开始对乳房进行按摩是最佳时机，既有利于促进乳汁分泌、防止乳汁淤积，又有利于乳房的健康。此外，每次哺乳后用手轻轻托起乳房按摩10分钟，效果较好。

但是，需要注意的问题是，在按摩乳房之前：一是必须洗净双手，以免给婴儿带来不良影响；二是按摩乳房的时间不宜过长，应注意防寒。

6. 产妇要常用温水清洗乳房

在现实生活中，有些产妇认为，保持哺乳期乳房局部的卫生应经常使用香皂洗乳房。殊不知，这种清洗方法不利于乳房的保护，也不利于哺乳。

美容学家研究认为，皮肤的润泽和弹性程度与表皮中所含的水分有关。皮脂腺分泌的皮脂在皮肤表面扩散而形成一层薄膜，这层薄膜可以防止皮肤水分的蒸发，有利于保持皮肤正常的润泽和弹性。实际上，在洗澡的过程中，哺乳期妇女经常使用香皂擦洗乳房，不但达不到最佳的去污效果，而且对乳房保健毫无益处。相反，经常使用香皂，不仅会改变乳房局部皮肤保护环境，擦去了具有润湿和保护作用的皮脂，损害了皮肤，大大地降低乳房局部防御能力，使乳房局部皮肤失去光泽，还会造成乳头干裂，进而招致细菌感染，孩子吃了这种奶汁后会影响身体健康。因此，保持哺乳期乳房局部的卫生的最佳保健方法是，用温开水清洗乳房。

7. 坐月子洗澡有讲究

“产后不洗澡”的传统说法，在我国民间广泛流传。在现实生活中，有不少产妇受这种风俗习惯的影响，依照这个老规矩行事。其实，这种说法根本没有科学道理。

产后数日内，因为皮肤排泄功能旺盛，毛孔张开，出汗较多，乳房经常淌奶，阴道又有恶露，全身发黏，几种气味混在一起，加上产后抵抗力降低，如不及时清洗，皮肤上沾染了细菌，很容易繁殖生长，侵入肌肤，引起皮肤炎症，影响产妇的健康。

从产后调养保健的角度讲，产后妇女应比平时更加讲究卫生，洗澡是必需的。日本某医学院对产妇洗澡问题曾进行了专门研究，他们认为，正常分娩的产妇产后24小时即可以开始洗澡。此外，有许多研究资料表明，产妇产后及时洗澡，可以刺激皮肤，使全身血液循环加快，进而加快新陈代谢，保持汗腺孔通畅，有利于调节植物神经，恢复体力，解除肌肉和神经疲劳，对产后的身体是非常有益的。因此，为保持皮肤清洁卫生，产妇应照常洗澡，洗澡要用温热水淋浴。但需要注意的事项有：一是不要盆浴，盆浴会使细菌乘机而入，易引起各种产褥感染；二是洗澡应注意气温变化，严防风、寒、暑、热乘虚而入，造成产后妇科疾病。

8. 产后洗脚更卫生

“睡前洗洗脚，胜过打针吃药。”这句保健俗语包含着许多养生的科学道理。然而，在现实生活中，有些产妇受旧风俗的影响，产后不敢洗脚，怕着凉，引起腿脚痛。其实，这种担心并没有科学养生依据。

中医学认为，脚是人体之本，它与脑、心脏均有着密切的关系。在经历了孕期和分娩两个过程后，产妇身体已经十分疲惫，为了尽快地消除疲劳，产妇每天用热水泡脚10~20

分钟，这样能活跃神经末梢，调节自主神经和内分泌功能，从而恢复体力，强身壮体。

9. 产后清洁外阴少患疾病

妇女产后保持外阴清洁，能够有效地防止感染，减少妇科疾病的发生。因此，为确保产妇身体健康，外阴清洁卫生的细节问题不容忽视。

产妇身体虚弱，出汗较多，下身又有恶露排出，且时间比月经期还要长，大多数人在产后 3 周基本干净，也有少数人延长至产后 6 周才干净。在此期间，产妇更应注意生殖道的清洁卫生，如方法不当或卫生工作处理不到位，细菌会乘机而入，引起感染，甚至会扩散到盆腔或全身，产生严重的后果。因此，在产褥期间，产妇应该注意如下事项：一是每次大小便以后，产妇应使用干净手纸从前向后擦拭，保持局部卫生清洁；二是清洗外阴局部，为保持皮肤清洁，每日可用温开水清洗 2 ~ 3 次；三是要保持大便通畅，避免便秘，便秘时排便过分用力会影响伤口愈合或使刚愈合的伤口裂开。如发现外阴部伤口有红肿、疼痛等感染迹象，应及时请医生处理。

第六编　产妇生活与保健

1. 产妇养生四忌

（1）忌关紧门坐月子。在现实生活中，有些人主张产妇产后应把门窗关得紧紧的，头顶上还挂着幔帐。其实，这样会使产妇的房间空气污浊，影响产妇的身体健康。如果是在炎热的夏季，产妇身上还会长出痱子，情况严重者，还会导致产妇中暑。因此，产妇居住的房间要经常开窗换气，室内经过阳光消毒，空气新鲜，保持清洁卫生。

（2）忌只吃不下床活动。在现实生活中，有些人认为，生下孩子后一个月不下床才是叫真正的“坐月子”。其实，产妇只是吃，不下床走动，不但身体会发胖，而且对身体的恢复不利。产妇早日下床活动有利于身体的恢复和健康，只要不蹲站过久或过于劳累就行。一般情况下，产后 24 小时便可以离床进行活动，并逐渐地增加活动时间和活动范围。

（3）忌饮食品种单一。在现实生活中，有些地方流传

“只吃素、不吃荤”、“只吃稀、不吃干”、“月子里不吃盐”等说法，这些饮食方法很不科学，对肌体的新陈代谢也是不利的。产后应适量吃些富有营养且易于消化的食品，如豆腐、鸡汤及新鲜的蔬菜、水果之类的食物。

（4）忌不讲究个人卫生。妇女产后一般流汗较多，为了产妇的身体健康，更要讲究个人卫生。最好是每周用温水淋浴1次，外阴部每天要用温水洗1次。

2. 坐月子不是完全卧床休息

由于受一些传统观念的影响，不少产妇认为，产后“坐月子”应该卧床休息1个月。其实，这是一种错误的认识，不符合产妇的养身之道。

产后最初几天，产妇比较疲劳，应充分卧床休息，在休息期间，家人应从各方面给予护理和照顾，使其精神和体力得以恢复，但也应鼓励正常分娩的产妇下床适当地活动。妇女产后腰腹肌肉弹性的恢复，仅仅依靠补充营养或卧床休息是达不到目的的，需要借助于适当的体育锻炼，才能促进腹部肌肉的收缩。具体下床活动的时间，应根据产妇的具体情况而定。未出现会阴撕裂伤、会阴侧切手术、产道损伤、发热、恶露不尽及身痛、腹痛等症状的产妇，在产后7～12小时便可在床上靠着坐起来，第二天完全可以下床在室内走动，这样可加速血液循环，有利于恶露的排出、子宫的复旧；有会阴切口的产妇，第三天可以下床行走；剖宫产的产妇，经过充分休息后，第四天可以下床行走，待拆线后，经检查伤口无感染者，可做产后保健操。但是，在下床之前，产妇一定要先在床上坐几分钟，感觉没有不适时再下地活动，产后的活动应轻柔和缓，让肌体有一个适应的过程。产妇活动量应由小逐天增大，这样既有利于下肢血流增快，又可增进食欲，减少排大小便的困难，促进恶露排出、子宫的复位、腹壁及骨盆底部的肌肉紧张度的恢复，预防产后发生尿失禁、子宫脱垂等并发症。产后15~20天，正常分娩的产妇可适当做些轻便的家务，如扫地、做饭等，并坚持做产后体操，可减少腹部、腰部、臂部等处脂肪蓄积，避免产后肥胖，有利于产妇体形的恢复。

3. 产后身体调理应讲究劳逸结合

产妇的身体调理应做到：生活有规律，劳逸结合，每天保证8小时睡眠，科学合理地锻炼，这样才有利于产后身体的恢复。

产妇刚生下孩子后，既不能完全卧床休息不活动，又不可下床活动过早，更不适合过量活动或久站，这些行为动作对身体的恢复极为不利。这是因为，产妇的身体处于一个特殊的时期，产后的腹肌、盆底肌、子宫韧带松弛，在这种状态下，下床活动过早、劳动过早或过量，会导致子宫下垂、痔疮、脱肛等一系列疾患。为此，妇产科的专家提醒产妇们，坐月子期间，为避免产后发胖，应注意劳逸结合。

此外，在生活方面，身体健康的产妇，在消除疲劳后可于产后6~8小时坐起用餐，适当做一些扩胸、开合、环绕、上举、下垂动作。产后12小时可下床，到厕所排大小便，可适当做收缩肛门及憋尿动作，以促进盆底肌肉张力恢复。次日，可以开始做产后保健操。产后2周，除了坚持床上运动外，可根据身体情况，选择适当的时间走出室外，呼吸新鲜空气，晒晒太阳或增加散步的时间，这样会使人精神更加愉快，心情更为舒畅。同时，产妇不可久看电视，久听音乐，或者同自己的好友谈话时间过长。中医认为，“久视伤血”、“久听伤神”。产妇应坚持母乳喂养，每2~3小时给婴儿喂奶1次，将孕期储存在腹部和臀部的脂肪转化为乳汁，这是最有效的减肥措施。另外，产妇应科学安排时间，生活要有规律，保证有充足睡眠，这样有利于产后恢复。

4. 产后更要注意心理保健

妇女产后，体内分泌调节处在一个不平衡的状态，无论是生理上还是心理上，容易造成失衡，出现情绪波动，思想悲观、消极等心理方面的问题。因此，产妇不容忽视加强心理保健问题。

妇女产后身心发生变化较大，神经系统比平时更加敏感，极不稳定，时间长了容易出现心理失衡或精神障碍等问题。大量的事实表明，发生此心病的时间多在产后6周内。现代心理学认为，心理失衡或精神障碍的产妇，情况轻者，经常出现类似神经衰弱的临床表现；情况重者，多数具有急性起病的特点，可出现分裂障碍、狂躁样障碍，部分产妇还可能出现意识障碍等症状。经过研究分析，引起发病的主要原因有：一是产前孕妇心理不够稳定，心情复杂，受到恐惧、忧愁、紧张、焦虑、惶恐等不良因素的刺激；二是产妇在分娩时因为失血过多、体内消耗大，使内分泌紊乱，特别是雌激素和黄体酮的降低，在系统调节的过程中，造成免疫功能和神经系统功能的降低，加上夜间要哺乳和照顾婴儿，睡眠不充足，身体疲倦，这是导致产后情绪低落与忧郁的主要原因之一；三是进入多重角色，心理变化更大。进入做妻子、母亲、女儿和媳妇的多重角色后，对家庭有了义务和责任，对原本不起眼的生活周围的各种因素，如周围人员的态度、举动和言辞十分敏感，考虑的问题过多，增加了心理负担，这些不良影响均成为精神刺激的因素。因此，专家指出，在分娩后，产妇不仅要注意身体的调理，更应重视心理卫生，加强精神保健。

加强心理保健，就是“放下自己的世界，去接受别人的世界”。一方面产妇要树立正确的人生观，辩证地看待分娩问题，调节自己的心理状态，尽快走出困境，适应新的生活环境，进入新的角色；另一方面，在保证产妇每天有充足睡眠的基础上，可多听一些悦耳动听的音乐，有利于精神愉快，减少不良情绪对心理和生理产生的影响。此外，家属应给产妇心理上的关爱和行为上的帮助，尤其是丈夫，要充当好“咨询师”这个角色，经常与妻子沟通，根据其心理活动给予最贴心的抚慰，及时疏导和消除分娩带来的紧张恐惧心理，这样不仅对产妇的心理健康有益，也有助于婴儿的喂养，并能促进婴儿的身心健康。

5. 产妇常伤心落泪会伤眼

坐月子期间，产妇遇上犯难或不愉快的事，易伤心流泪，这样不仅会伤害眼睛，对身心健康也不利。

产妇坐月子主要的任务是充分地调养身体，如果家庭里发生不愉快的事情，家人最好不要当产妇面提及这些事情，应让产妇安心静养。如果经常让产妇为这些事情伤心流泪，时间长了，不仅容易使双眼提早老化，易形成白内障，还会影响视力。此外，产妇睡前情绪应稳定，正如宋代《蔡季通睡诀》指出的“先睡心，后睡眼”，即要保持思想安静，情绪平和。经常流泪哭泣的产妇，情绪容易引起波动，会引起气机失调，导致失眠，使身心更加疲惫，体内的内分泌调节处在失衡的状态还会出现抑制乳汁分泌的情况，既易诱发急性乳腺炎，又不利于哺乳，对母婴健康都不利。

6. 产褥期应少看书或织毛衣

在现实生活中，有些产妇，尤其是职业女性，因平时忙于工作和家庭事务，时间表安排较满，很少有空余时间读书或织毛衣。因此，在生产之前，准备了大量的书籍或毛线活，充分利用产褥期这难得的休息时间看些书籍或织毛衣。其实，从保健学的角度讲，在产褥期间产妇不宜多看书或织毛衣。

在产褥期，特别是产后1月内，产妇的主要任务以休息、增加营养、适当活动、恢复体力为主。妊娠期间，未发现妊娠高血压，眼底情况没有改变，也没有其他疾病，身体状况良好的孕妇，产后15天里，空闲时间适当读书看报是可以的。但是，应把握好阅读的原则，主要包括：阅读时间不宜过长，内容要高雅健康，以免造成精神紧张，增加心理压力，影响身心健康。

此外，在读书看报的过程中还需要注意如下事项：一方面读书姿势要正确，产后15天最好是半坐卧位，选择合适自己且感觉舒适的位置读书看报，不要躺着或侧位看书，不要长时间盯着书本，这样会使眼睛过于疲劳，天长日久，易出现看书眼痛的毛病；另一方面阅读的时间不宜太长，光线亮度要适中，以免视力疲劳，尤其晚上不能看得太晚，以免影响睡眠，抑制乳汁分泌，不利于自身健康和婴儿哺乳。织毛衣也是如此，需要保护眼睛，不要让眼睛疲劳，坐姿应经常变换。否则，时间长了会影响颈椎和腰背部肌肉的恢复，引起腰背疼痛。

7. 产后性生活动作要柔和

正常的夫妻性生活是人类美好健康生活的重要组成部分。然而，性行为并不是单纯的肉体接触，还包括正常的生理活动和复杂的心理活动。专家指出，产后恢复性生活忌粗暴的行为。

在产褥期过后，即进入哺乳期，基本上可恢复正常的性生活。但产后妇女的性功能与孕前相比有了很大变化，因为分娩的过程对生殖器官和性器官会有一定的影响，产后生殖道分泌润滑液较少，因此，恢复性生活需要更多的沟通，需要安慰和鼓励产妇，对产妇进行爱抚，丈夫在同房时动作要轻柔，以防造成损伤。由于性激素代谢的缘故，产后生殖器官组织发生了脆弱的现象，一旦遇上粗暴、激烈的性交动作，容易引起会阴组织损伤、出血、裂开。一旦恢复夫妻性生活后，发现阴道出血的情况，应立即上医院就诊，不要延误治疗。

8. 适度性生活有助于产后恢复

女性产后，在身体全面复原的情况下，适度和谐的性生活可获得两个“有助于”的良好效果：一是有助于产妇的恢复；二是有助于产妇的健美。

性生活不仅会使人呼吸变快，还有助于吸入较多的氧气，使激素分泌增加，其作用可与健身运动相媲美，主要有以下几个方面的效果：一是具有健身的作用。通过性生活的运动方式，可加快人体的血液循环，改善各器官营养状况，促使肌肉更加强健有力。二是具有乳房健美的作用。通过性生活的运动方式，不仅使产妇的乳房增大，还有助于其丰满、坚挺。三是具有美容的作用。通过性生活的运动方式，加快人体血液循环，使产妇的皮肤变得更加细腻、润滑。四是具有延缓人体器官衰老的作用。通过性生活运动方式，可以延缓双方生殖器官萎缩。此外，在性生活的过程中，尤其是发生性高潮时，来自生理与心理相关的系统协调配合作用下，使人感到有一种特别的享受感，从而促使生理、心理处于激动兴奋的状态，达到全身心完全放松的境界。但是，需要注意的问题是，产后每次过性生活的时间不宜过长，以免过度消耗产妇的体力，危害身体的健康。

9. 产后性生活可增进夫妻感情

在现实生活中，有的妇女认为性生活主要是为了生育，在生完孩子以后对性生活产生了冷淡的心理，也有些妇女产后，身体劳累，性欲淡漠，厌恶过夫妻性生活。其实，这些都是身心不够健康的具体表现。

在心理方面，结婚以后，妻子把全部的爱毫不保留地奉献给丈夫，经历了“十月怀胎”，当“爱情结晶”小宝宝降临人间后，年轻父母总是倾注了所有的精力，妻子对丈夫的关心不像以往那样多，这种移情现象使丈夫感受到了妻子的冷落。在生理方面，家中有了小宝宝以后，妻子增添了不少家务劳动，还要担负起哺乳的重任，特别是夜里，既要换尿布，又要观察宝宝的冷热，既劳心又劳力，时间长了，妻子已经积累了许多生理疲劳，情绪不佳，从而降低了性的欲望和激情，出现了性欲淡漠的现象。

其实，夫妻双方无论男方还是女方，应正确认识性生活的重要性，性活动不是以性欲满足为最高目的的，最重要的夫妻间的感情交流，所以它是婚姻生活的一个重要组成部分。从身心健康的方面看，夫妻过性生活，是人类一种正常的生理和心理需求，也是一种最佳的生命运动。性健康是指具有性欲的人在躯体、知识、信念、行为和社会交往上健康的总和，它表现为积极健全的人格、丰富和成熟的人际交往、坦诚坚贞的爱情和夫妻关系。性健康包括三个内容，即生殖健康、性心理健康和性生理健康，这是世界卫生组织所作的定义。一定意义上讲，夫妻感情的好坏，在很大程度上取决于男女双方对性生活的态度。在日常生活中，有些丈夫在性欲冲动时要求过性生活，却忽视了妻子在心理和生理要求方面是否和自己同步。尽管妻子没有拒绝这种要求，但达不到预期目的。性生活要爱情化，必须把情绪准备阶段扩大到上床之前。只有妻子做到消除“被迫感”，自然会与丈夫交流情感，使双方都达到身心合一的美满境界，共同感受夫妻生活的无穷乐趣。

此外，大量的事实表明，健康和谐的夫妻性生活具有多方面的保健作用：一是不仅能提高人体免疫系统的功能，而且还可起到镇痛、消除某些疾病以及改善心理平衡的效果；二是能促进全身血液循环，加快呼吸节奏，也能改善皮肤外观，使其更为白皙红润；三是有助于增强人的体力，夫妻性生活质量越高，增强体力效果越好。因此，家庭有了小宝宝以后，为了改善妻子性冷淡现象，夫妻双方不仅要给对方更多的体贴、关怀和温暖，丈夫更要多理解妻子，主动承担家务劳动，让她从疲劳中解放出来。只有这样，才能够腾出更多时间让妻子休息，夫妻两人相处的时间多了，通过交流情感，情况自然会有所改善。

10. 产后需了解月经复潮的时间

哺乳期的妇女，多数是不会有月经的。从医学上讲，这属于生理现象。现代医学研究表明，产后妇女月经恢复的时间，与母亲哺乳时间的长短以及母亲的年龄等方面因素有着必然的联系。

妇女在分娩1个月以后，性激素的分泌已经恢复正常，卵巢开始有新生的卵泡生长、发育和成熟，进而发生排卵，在正常的情况下，排卵后2周便会来月经。但月经恢复的具体时间因人而异，哺乳与不哺乳的妇女，情况是大不相同的。具体地讲，不哺乳的妇女在产后2~3个月便会正常来月经，在分娩后2个月左右就来月经的占18%~23%；而哺乳的妇女月经恢复时间差异较大，有少数妇女虽然哺乳，仍可能排卵，在产后2~3个月也会有月经来潮，大多数产妇于产后4~6个月来月经。

这是因为，怀孕期卵巢处于不排卵状态，产后要恢复正常的排卵期，需要一个调整的过程，时间为6个月。在这段时间里，产妇的月经大都不规则，如月经周期紊乱、经期延长、经血淋漓不净等，这都属于卵巢功能恢复期常见的情况，不必过于担心。

具体地讲，产后什么时候来月经，主要是看卵巢排卵的功能是否恢复。如果恢复得快，月经就会来早一点。但是，需要注意的问题是，排卵是在月经来潮之前，产后不来月经，仍有怀孕可能。所以，只要恢复正常的性生活，产妇就应当采取避孕措施，以免后患，影响身体健康。

11. 产后过度劳动会带来健康隐患

进入产褥期10天，是产妇消除分娩时疲劳、恢复体力的重要时间，产褥期以后是产妇全面恢复身体的关键时期。为防止气虚引起子宫脱垂带来的后遗症，产妇产后不宜过早过度劳动。

产妇在正常分娩的情况下，产后7天内以卧床休息为主，可适当下床做些简单活动；产后满1个月，若身体恢复情况良好，可选择做一些力所能及的家务劳动，如擦擦桌子、收拾房间等；产后42天，可从事一般性劳动；产后56天，能从事正常的劳动工作。

可是，在现实生活中，有的产妇认为自己的体质好，或因家庭经济状况不好，很早就下地劳动。这种行为易给产妇留下产后疾患，步入中老年，身体的不良状况会逐年一一反映出来，严重地影响下半生的身体健康。所以，产妇在恢复家务劳动之前最好到医院做一下产后检查，包括全身检查及生殖器官复旧、伤口愈合情况、盆底托力等内容。检查结果证明身体一切恢复正常后才能从事劳动，这是最安全的。

12. 坐月子时久抱婴儿不利于母婴健康

坐月子期间，有许多产妇出于对婴儿的爱，只要听到哭声，赶紧将婴儿抱起来且长时间抱在身上，这样不仅产妇得不到充分休息，对婴儿的健康生长也不利。

产妇生产后身体虚弱，休息的时间不多，为了照顾婴儿，夜间既要给婴儿喂奶，又换尿布，加上有些母亲生怕孩子受到委屈，只要婴儿一哭就赶紧抱起来，时间长了，婴儿养成了习惯，连睡觉也要抱着睡，这样就使产妇得不到很好的休息，日久天长，长期睡眠不足，影响到产妇身体的康复。另外，由于新生儿骨骼和神经功能未发育完全，稍有响动声便受到不同程度的惊吓，极容易造成内脏下垂的体形，不利于新生儿的生长发育。此外，婴儿适当的哭闹可以锻炼心肺功能，促进胸廓、心肺的发育。因此，为了让婴儿更好地发育成长，还是将婴儿放在床上让其自然安睡大有益处。

第七编 产妇饮食与保健

1. 产后要进行营养调理

产妇经历了孕期和分娩两个过程后，无论从体力上还是能量上说，消耗都很大，特别是分娩以后，大多数产妇出现气血两虚的症状，需要一段时间的饮食营养调理身体才能康复。具体地说，一方面产妇需要有足够的营养弥补分娩时的消耗；另一方面为母乳喂养需要，也有增加营养的需求，以保证婴儿的健康生长。因此，产妇要进行营养调理。

在分娩时，产妇不仅要忍受肉体上的痛苦，还要承担体力上的巨大消耗。加上产中失血和产后出血，消耗或流失了大量的营养素，如蛋白质、脂肪、碳水化合物、各种维生素、矿物质以及水分等。现代产科医学认为，分娩初期，产妇出现身体虚弱的症状，在临床上主要表现为：疲乏无力、脸色苍白、易出虚汗、胃肠功能紊乱，出现食欲不振、饥不思食、食而无味等症状，加上乳汁分泌消耗能量及营养素，这些都影响了产妇身体康复的进程。

产后补益受损的体质，产妇需要补充足够的营养素，而营养素主要通过饮食方式从各种食物中获得。一般而言，产妇的营养需要量要比妊娠时还多，在产后的几个月内，一方面产妇需要加强营养，调理自己的身体，以提高身体抗病能力；另一方面将营养素加以转化，通过乳汁输送给婴儿，以保证婴儿的健康成长。

从饮食营养原则上讲，产妇饮食调养包括：食物的选择、合理搭配、合理烹制、合理膳食、饮食宜忌等方面的内容。自古以来，我国就有“药食同源”、“医食相通”的传统。“药食同源”是中华民族养生文化的至理名言，它高度地概括了药物和食物的本质关系。这句名言还告诉产妇们，只有吃对了食物，才能获得所需营养素，对身体的调理才能有所帮助。产后的膳食调养，除了注重加强营养外，还需要讲究食物合理搭配，根据产妇体质进行食补，收效更加明显。如在分娩时失血多，应及时补铁，多吃一些含铁多的食物；产妇哺乳新生儿，脂肪是产热高的能源，对产妇强身健体有益，还可增加乳汁，因而可适当吃一些含脂肪多的食物；产后体虚，产妇需要多吃补充气血的食物等。总而言之，通过一段时间的饮食调养，补充足够的营养素，满足产妇体质需要，使体质恢复到孕前的最佳状态。

2. 产妇饮食调养应注意的事项

合理的饮食调养，可补充产妇身体所需的各种营养物质，增强免疫功能，提高抗病能力，有效地预防疾病的发生。在饮食调养中，产妇应注意三个方面的事项：

（1）产后应讲究营养摄入。中医历来十分讲究“药食同源”的饮食调养观点，并强调“药补不如食补”，正如《素问·脏气法时论》中指出的“五谷为养，五果为助，五畜为益，五菜为充，气味合而服之，以补益精气”。对产妇而言，其含义即是：应注意合理的营养，不能偏食，应摄入各种营养素，包括蛋白质、脂肪、碳水化合物、矿物质及各种维生素，这样才能满足产妇身体的需要。一句话，谷类、水果类、蔬菜类、肉类应科学搭配进食，既要有丰富的蛋白质，又要有含糖较多的五谷类，还要有含维生素较高的水果、蔬菜类。如果在产褥期间，产妇只注重进食鸡、鱼、蛋、肉，不吃或少吃蔬菜、水果等食物，容易导致维生素缺乏症；而忽视进食米、面等食物，会导致糖量不足，热能较低。所以，产后仍需以白面、米饭为主食，多吃含蛋白质丰富的食物，适当吃水果、蔬菜，这才是全面、最佳的饮食调养方法。

（2）产后应讲究饮食清淡。分娩后1～3天，产妇体质比较虚弱，胃肠功能趋于紊乱，特别是活动量较小，消化力受到不同程度的限制。在这种情况下，应以流质、半流质食物为主，多吃一些容易消化、比较清淡的饭菜。在烹饪方面，多用炖、煮、蒸、滑、汆、烩等方法，如红糖水煮鸡蛋、大枣小米粥、排骨汤、新鲜瘦肉炒青菜等，均为可口的膳食，有利于身体恢复。

（3）产后应讲究饮食营养、卫生与忌口。随着产妇身体逐渐恢复，自然胃口大开，正是加强营养的最佳时间。根据营养学家的膳食设计方案，每天最好有 300 ~ 400 克的粮食、200 ~ 500 克的肉禽鱼虾、100 ~ 200 克的大豆制品、1 ~ 2 个鸡蛋、400 克左右的蔬菜和水果，植物油25 ~ 50克。但是，需要指出的是，产妇在增加营养的基础上还应注意饮食卫生与忌口，以防患胃肠传染病。不要饮酒，不宜吃油炸、油腻和辛辣食品。产妇食用辣椒、芥末、生姜、韭菜、胡椒等食品可助内热，易上火和伤胃，会出现口舌生疮，发生便秘或痔疮等病症，不仅会影响乳汁分泌，而且可通过乳汁分泌刺激婴儿，诱发湿疹、腹泻等疾病。

3. 产后不要偏食

在妊娠期间，为了胎儿的健康，许多产妇普遍存在多吃营养丰富食品的情况，使体重比怀孕前增加了许多，体形也发生了变化。因此，分娩以后，害怕不能保持生育前苗条的体形，不敢多吃，专挑那些自认为有减肥作用的食品吃。其实，这种做法很不科学。

从营养与人体健康的角度来看，不同食物所含营养成分的种类及数量不同，而人体需要的营养是多方面的。若产妇过于偏食，营养摄入不平衡，易导致某些营养素缺乏。从饮食调理的原则上讲，在坐月子期间产妇需要多种营养素，主要的是蛋白质、脂肪、糖类、铁、碘、维生素 A、维生素 B、维生素 D、维生素 C 等。为了滋补身体，我国传统坐月子的习惯是，产妇大吃鸡、鱼、蛋，往往忽视了其他食物的摄入。科学地讲，产后为了身体恢复及哺乳的需要，适当食用一些产热高的肉类食物是必需的，但蛋白质、脂肪及糖类的代谢必须有其他营养素的参与才能获得较好的效果。如果过于偏食肉类食物，易导致其他营养素的不足。就蛋白质而言，它是保证人体正常生命活动的基本因素，在动物和植物食物中均含有，只有做到荤素食物的搭配，有利于蛋白质的互补，对产妇身体复原才有利。

从人体消化吸收的角度来看，产妇饮食调理以适合和有利于人体消化吸收为原则。荤素合理搭配，广泛摄取各类食物，既有利于营养素摄入，又能促进食欲，还可防止许多疾病的发生。仅以果蔬而言，产妇适当吃些新鲜水果蔬菜，植物中的胡萝卜素在人体内可转变为维生素 A，对身体健康有利，也有益下乳。素食除了含有肉类食物不具有的营养素外，还含有纤维素，能促进胃肠蠕动，有帮助消化与排泄的作用，可有效地预防便秘的发生。

因此，在哺乳期间，如果产妇有挑食或偏食的习惯，必须纠正过来。

4. 产后滋补应适量

在分娩以后，产妇适当进行滋补，既有利于身体的恢复，又有充足的乳汁哺乳婴儿，这是一举两得的好事。但是，需要提醒注意的是，滋补过量对产妇身体有害而无益。

产后滋补过量对产妇身体健康的主要危害有以下几个方面：

（1）产妇摄入的营养过剩，容易导致肥胖。许多研究表明，产妇产后身体过胖易导致体内重要的器官出现障碍，使体内糖和脂肪的代谢失调，影响正常的运转，容易诱发各种疾病，如高血压、冠心病、糖尿病等，这对产妇以后身体的健康不利。

（2）产妇摄入的营养素不平衡，导致乳汁营养成分发生变化。产妇本来活动量就小，在调养滋补的过程中，进食从不讲究限量，吃得过多，所摄入的某种营养素过多，不仅破坏了营养素之间的平衡关系，导致母乳中脂肪含量上升。在这种情况下给婴儿喂奶，若婴儿的肠胃状况良好，能够吸收，容易造成婴儿肥胖；而如果婴儿消化能力差一些，会出现腹泻的情况。有专家明确指出，婴儿长期腹泻会造成营养不良，影响生长发育。

5. 产妇坐月子可增加餐次

产妇坐月子期间，母体组织处在一个修复和体内各器官有待恢复的状态，同时还要将体内的营养通过乳汁输送给婴儿。因此，为改善肌体营养状况，提高肌体抗病能力，提高乳汁的分泌，维系体内一切正常运转，应有足够的营养物质来补充和支持，产妇应少食多餐，每日进餐次数以5~6次为宜。否则，摄入的营养物质不足，会影响产妇的身体恢复。

分娩时，产妇体内各种营养素的储备有所损耗，坐月子期间需要通过饮食的方式摄取大量营养，以补充孕期和分娩时消耗的能量。需要注意的是：首先，加强饮食调养，饮食要多样化，注意粗细、荤素科学配餐，稀干兼有，增加进餐次数，最好是吃些有利于消化吸收的食物，以保证充足的营养供给，从而满足母体自身和哺乳对各种营养素的需要。其次，由于产后胃肠功能减弱，蠕动减慢，特别是在分娩后十几天内，更需要精心呵护产妇，应根据具体情况随时调节饮食，科学安排好膳食。膳食应具有热量充足、生理价值较高的蛋白质，丰富的无机盐和维生素以及充足的水分，饭菜既不要过甜，也不要过咸。在食物的食用量上，更要讲究适当，实行多餐制。如果一次进食过多、过饱，使脾胃难以接受，反而增加胃肠负担，引起消化不良，从而减弱胃肠功能，不利于身体的康复。尤其是高龄产妇合并有胆石症、高血脂症患者，更应该注意这个问题。

6. 产后应及时补充锌、硒元素

现代医学研究认为，女性生产后，如果不重视保养或保养方法不当，很容易导致衰老。

怀孕以后，女性饮食既要保证自己身体所需要的营养，又要供给胎儿大量营养，包括铁、锌、铜、铝、硒等各种微量元素。同样，产后哺乳也应该如此。在现实生活中，不少人习惯于给产妇增加脂肪、蛋白质、糖、维生素等，而不懂得微量元素的补充，因而造成人体内必需的微量元素的正常比例失调。而缺少人体必需的微量元素，正是导致产妇衰老的一个重要原因。不少女性产后出现头发发黄、脱落等情况，便是缺乏锌、硒等微量元素的具体表现。因此，在饮食方面，产妇在产后休养期间，除了需要摄入大量而全面的营养素外，还要多吃些含微量元素较多的食物，如鱼、虾以及豆制品类食物。这样不但使产妇青春常驻，而且使胎儿营养全面、发育正常。

7. 产后需多补钙

现代医学研究认为，钙元素不仅对产妇的身体恢复有益，而且对婴儿的骨骼发育也有很大的帮助。因此，女性产后应该及时补充钙，促进身体健康。

钙在人体内99%存在于骨骼和牙齿中，其余部分存在于血液和组织内。我国正常人每日需钙600毫克，孕妇每日需1500～2500毫克，哺乳期每日需2000毫克。营养学家通过调查发现，我国孕妇在妊娠晚期几乎百分之百缺钙。据研究分析测定，在100毫克的母乳中，含钙34毫克。但是，每日泌乳1000～1500毫升，就要消耗300～500毫克的钙元素，一旦产妇食物的供应量不足，便会从母体所储存的钙中加以充分利用，长期钙元素的摄入不足，对身体危害是很大的。产妇缺钙情况轻者，肌肉无力、腰酸背痛、牙齿松动；情况重者，骨质软化变形，影响到母亲骨骼的健康。为了减少动用体内钙的储备，产妇必须及时补充钙元素。

那么，产后如何补充钙元素呢？药物补钙不如食物补钙经济、安全，通过饮食的方式补钙是解决缺钙问题的明智之举。具体而言，产妇可多吃含钙丰富的食物，如鱼类、虾类、蛋类、豆制品类、奶类、海藻类、菌类、绿色蔬菜等。此外，还可以在医生的指导下选用碳酸钙、乳酸钙等钙剂。

8. 产后需要补铁

铁元素是人体重要的造血原料。分娩后，产妇体内失血较多，气血亏损，体质虚弱，有的可能出现贫血或轻度贫血。因此，产妇膳食调理需要补充各种营养素，尤其要注意补充铁元素，以促进人体营养素的平衡，从而确保身体早日康复。

铁是哺乳动物血液和交换氧所必需的元素，没有铁元素，血红蛋白就不能被制造出来，氧就不能得到输送，从而导致缺铁性贫血。按营养学家的要求，我国成年妇女每日需要铁 15 毫克，孕期及哺乳期需要 18 毫克。大量研究证据表明，妊娠期间，胎儿所有的养分均是透过胎盘由母亲供给。为了适应胎儿生长发育的需要，母体不断地扩充血容量，这样导致半数的孕妇患缺铁性贫血症。加上在分娩的过程中产妇失血约 200 毫克，以及泌乳的需要，又失去一些铁元素。因此，为了预防产后发生贫血，产妇需补充铁元素的摄入量。

产妇补充铁元素最佳的方法，还是通过饮食。在正常的情况下，每日膳食供给铁元素仅有 15 毫克左右，人体只能吸收其中的 1/10，其余来自被破坏后红细胞中铁的再利用。针对这种情况，产妇应多吃容易吸收的含铁丰富的食物，如动物肝脏、豆类、牛肉、沙丁鱼、南瓜、扁豆、豌豆、马铃薯、樱桃、鸡蛋和面包等。在此基础上，还需要讲究食物合理搭配，以提高肌体对铁的吸收率。具体地说，主要有两个方面：一方面，在每餐中可以适量搭配肉类食品及猪血、鸡血、鸭血等，或饭后饮用橙汁，也可有效地增进铁的吸收利用；另一方面，每天可以进食富含维生素的蔬菜、水果，以提高铁的吸收率。此外，如果产时失血过多，应在医生指导下适当地服用铁剂。

但是，需要注意的问题是，一些食物会妨碍铁的吸收，如牛奶、茶、咖啡等，也不要同时服用含草酸或鞣酸高的菠菜、苋菜、鲜笋等食物，以免结合成不易溶解的盐类，妨碍铁元素的吸收。

9. 夏季产妇应吃热饭菜

夏季，气候炎热，有的产妇喜欢吃冷饭。殊不知，吃冷饭对产妇身体健康危害很大。

产妇体质虚弱，脾胃功能较差，各种重要器官还没有得到恢复，抗病能力也比较弱，特别是在分娩后的十几天内，更需要精心呵护消化系统功能，饮食方面是一个关键细节问题，应引起高度的重视，最好是从产妇的身体实际情况出发，应多安排产妇吃营养丰富、清补而易消化的食物，吃一些温热、可口的饭菜，以此增强体质。我国传统中医学认为，饮食虽可滋养身体，但违反科学饮食规律的做法也会伤身，即“热行寒滞”。

如果产妇吃冷饭，除了容易得胃病或腹泻，还易致淤血滞留，从而引起产后腹痛、恶露不行等妇科方面的疾病。而且有的冷饭是上顿饭剩下的，放置的时间长了，营养会受到一定的损失，产妇食用后对身体健康不利。所以，夏季产妇应吃热饭菜。

10. 产后小米、大米都要吃

在我国有一些地区流传着这样的说法：妇女产后只适合吃小米，禁忌吃大米。其实，这种旧的坐月子饮食习俗完全是错误的，缺乏科学的养生依据。

从食物营养与食疗功效的角度讲，小米，又名粟谷、谷子、黄粟、稞子等，主要含有蛋白质、脂肪、淀粉、磷、钙、铁、尼克酸、核黄素、硫胺素、胡萝卜素、多种维生素等营养成分。我国传统中医学认为，小米性味甘、咸、凉，入脾、胃、肾经，具有和胃益肾、健脾益气、除热解毒、安眠的作用。在临床上，传统中医经常使用小米治疗脾胃虚热、反胃呕吐、腹满食少、消渴口干、烦热泄泻、小便不利、失眠、体虚低热、产后或病后体虚等病症。大米，又名粳米等，主要含有蛋白质、脂肪、碳水化合物、钙、磷、铁等元素。大米性味甘、平，入脾、胃经，具有补中益气、健脾和胃、除烦渴、止泻痢的作用。在临床上，传统中医经常使用粳米主治热病烦渴、泻痢腹疼、虚损劳伤等病症。经过这样的对比，小米与大米所含的营养成分与食疗功效大致相同，产妇适合吃小米，也同样可吃大米。

11. 产妇宜吃红糖的原因

红糖是一种未提纯的糖，其营养价值较优于白糖，每100克红糖含钙90毫克，近于白糖的3倍；含铁4毫克，为白糖的3倍。此外，红糖尚含核黄素、尼克酸、胡萝卜素以及锰、锌、铬等微量元素。红糖具有补血、散淤、缓肝、祛寒等效能，适合产妇、儿童及贫血患者食用。

在月子里，产妇怕受寒着凉，红糖可以祛风散寒；产妇失血过多，红糖可以补血；产后淤血导致腰酸、小腹痛、恶露不净，红糖具有活血化淤和镇痛的作用；产妇活动少，容易影响食欲和消化，而红糖有健脾暖胃化食之功；红糖还有利尿作用，可使产妇排尿通畅。

虽说产妇吃红糖好，但是，一定要适量。因为，产妇如果运动少，多余的糖分会转化为脂肪，形成产后肥胖，这对产妇以后的健康十分不利。

12. 产妇莫过量食用醪糟蛋

生活实践证明，在月子里产妇适量吃些醪糟蛋，在保健方面确实有一定益处。但是，需要提醒的是，莫过量食用醪糟蛋。

从饮食调理的角度讲，在正常的情况下，产后10天是食用醪糟蛋的最佳时间，疗效也最好。我国传统中医学认为，醪糟蛋辛、温，主要作用有两方面：一方面具有活血化淤的作用；另一方面祛寒助热，会使人身体感到温暖。此外，醪糟还能增加心率，加快血行，有利于毛细血管扩张，促进子宫收缩，可以较好地将子宫中的淤血浊液排出体外，保持子宫干净卫生的环境，从而促进身体的康复。

对于产妇来说，醪糟蛋虽是一种有益于身体的保健品。但是，需要注意的是，食用醪糟蛋不宜过量。我国中医临床经验总结概括出科学食用醪糟蛋有如下五个要点：

（1）活血化淤是醪糟蛋的功效之一，如果产妇体内无淤血可化，恶露正常，在这种情况下，产妇不宜多食醪糟蛋。否则，会带来许多负面作用。

（2）产妇多食醪糟蛋，会使毛细血管扩张，导致恶露过多，时间延长，流血不止，危害身体的健康。

（3）妇女产后失血过多，在饮食方面若不讲究对症食疗和调养，过多地食用醪糟蛋，会助长虚火，滋生湿热，引起虚烦失眠、口渴、便秘、尿黄、皮肤疮疥等症状。

（4）在中医范畴内，产妇为平素阳盛实热者，临床主要表现为发热、口渴、唇干、咽痛、尿赤、便秘、目赤红肿、头昏等症状，在这种情况下，过多地食用醪糟蛋会加重病症，情况严重者还会引起出血。

（5）在夏季分娩后，产妇多食醪糟蛋容易生热，引起口渴、咽干、唇舌疮疥、发热烦躁等。

13. 只喝肉汤营养不全面

产妇只喝汤不吃肉的饮食习俗，在我国各地区民间流传甚广。民间传统产妇饮食调养观点认为，经过炖煮的肉类营养大大降低，营养全在汤里，产妇喝了汤不仅容易消化，还会被人体所吸收，有利于下奶。其实，这种观点既不适合营养学的基本原理，又不符合饮食调养的基本要求。

中医学历来重视汤水的保健作用，喝汤是保持和恢复体力的简便有效的方法。早在3000年前，我国妇女就懂得产后喝汤滋补身体的保养之道。现代医学家也肯定了喝汤能给健康带来许多益处。因此，每餐均需为产妇做些美味可口的菜肴，特别是要炖一些营养丰富的汤品，既能给产妇增加营养，又可增强体力，消除疲劳，促进产后身体早日恢复。此外，还可起到催乳的作用，使婴儿得到足够的母乳，有利于其健康生长。

而所谓的肉汤，从广义上讲，应包括鸡汤、排骨汤、鱼汤、牛肉汤、羊肉汤以及各种菜肴类汤品等。现代营养学研究认为，肉汤不仅味鲜，更含有丰富的营养，且具有良好的刺激食欲、催奶的保健作用。实际上，世界上每一个国家和民族都有喝汤养生的习惯，也有自己独具特色的汤。据世界卫生组织调查，在国外的许多地区，妇女均有炖鸡催乳的饮食习惯。但是，需要指出的是，肉汤虽好，但所含的营养并不全面。据测定，肉汤中富含脂肪，大部分蛋白质还存留在肉类里。按照产妇饮食调养的基本要求：一是营养要丰富，摄入量要充足；二是品种要多样，营养要全面，做到相互补充。因此，在月子里，产妇光喝汤不吃肉会使营养摄入不全面，不利于身体的康复，应加以纠正。

14. 产妇喝汤“四不宜”

(1) 早期不宜大量喝汤。妇女在产后1~2天内，由于肌体组织潴留的大量水分迅速返回血管内，血容量增加。若产后大量喝汤，就会加重肾的负担。此外，多喝汤有催乳作用，而新生儿吸吮能力较差，母乳进量有限，所以可能导致乳汁淤滞，引起乳房胀痛，若处理不当易发生急性乳腺炎，影响正常哺乳。

(2) 不宜多喝姜汁汤。产妇在分娩之后，由于腹壁松弛，盆腔压力减小，加上卧床不动，肠蠕动减弱，容易造成便秘。而姜汁性味辛温，多喝会加剧便秘。

(3) 不宜喝高脂肪浓汤。油腻的汤不仅易影响产妇食欲，而且摄入过多易使产妇身体发胖，影响体态美。同时，高脂肪浓汤也会增加乳汁中的脂肪含量，引起新生儿腹泻。

(4) 不宜喝加药营养汤。许多农村产妇喜欢用滋补药物炖鸡汤吃。现代医学研究证明，不少营养滋补药物或多或少地含有激素，微量激素进入乳汁，婴儿吃后容易引起性早熟。

15. 产后应多吃水果蔬菜

我国有些地区，广泛流传着这样一种说法，坐月子期间不能吃水果、蔬菜。认为水果属于生冷食物，吃了会影响乳汁分泌，导致腰酸腿痛等一系列产后疾病的发生。其实，这种做法缩小了产妇的饮食范围，减少了可吃的食物，饮食单一化，反而会使营养摄入不全面，导致某些营养素的缺乏，不仅会影响母体健康，且对婴儿生长发育极为不利。

在分娩的过程中，母体大量消耗体力，失血过多，子宫内仍有些创伤面，生殖器官的复原需要消耗体内大量的营养素，加上身体出汗多及哺乳婴儿，这就需要产妇及时补充充分的营养及水分，以适应身体正常运转的要求。否则，会使产妇身体变得更加虚弱。可以这样说，适当地增加营养，充分的休息，适当的运动，是产妇调理的主要内容。但是，补充营养需要分段进行，效果会更好。产后 1 ~ 3 天，产妇肠胃功能比较弱，应多吃一些容易消化、富含营养、水分充足的食物。产妇的进食量应由少到多，以后根据身体的适应能力，逐渐扩大食物范围，多吃些水果、蔬菜。现代食品学研究认为，水果、蔬菜富含丰富的维生素、无机盐、微量元素、纤维素等，是人体所需之营养素。它能弥补单纯进食肉蛋的不足，如果两者搭配食用，能取长补短，例如，水果中的维生素 C 是造血的要素，不仅能保护皮肤，且能促进伤口的愈合；多吃蔬菜可获得纤维素，纤维素有促进肠蠕动的作用，可防止便秘，对产妇的身体恢复、乳汁分泌大有好处。食品学研究认定，莲藕、黄花菜、黄豆芽、海带、莴笋等是产妇食疗佳蔬。

16. 哺乳母亲应少吃巧克力

女性在产后承担着喂养新生儿的任务，在这个特殊时期，应特别注意饮食方式，注意忌口，如过多食用巧克力会对自身的健康和哺乳婴儿带来一些不利的影响。因此，哺乳母亲应少吃或不吃巧克力。

巧克力是一种营养丰富、香甜可口的食品，备受人们的喜爱。据科学分析测定，在每100克巧克力中，含有糖类50克，脂肪30克，蛋白质15克，还含有较多的锌、铁、钙和维生素等营养成分。食品学还认定，巧克力含有大量的优质糖类，食用以后，在短时间内易被人体消化、吸收和利用，产生大量的热能，供人体消耗。

但是，哺乳母亲多食用巧克力后，其所含的可可碱在体内会渗入母乳中，婴儿吸入此种乳汁，时间长了，易在婴儿体内蓄积，对神经系统和心脏系统造成损伤，情况严重者，还会使婴儿出现消化不良、睡眠不稳、哭闹不停等现象。如果婴儿长期睡眠不足，严重影响大脑发育，不利于智力发展。另外，产妇养成在嘴里嚼着巧克力习惯，经常会产生饱胀感，影响正常的食欲，导致进食不正常或数量减少，造成必需营养素的缺乏，既不利于自身健康，又不利于哺乳，情况严重时，还会增加胰腺的负担，诱发糖尿病。此外，多食用巧克力，容易发生龋齿，损害牙齿健康。

17. 产妇要摄入足够的水分

“生命在于平衡，科学补水是关键点”。产妇分娩后，体力消耗大，大量丢失水分，加上易出汗和分泌乳汁，需水量要高于常人。因此，在饮食方面，除了每餐食物做到干稀搭配、比例适当外，还要注意摄入足够的水分。否则，会影响身体的正常运转。

水对人体有“内洗涤”的作用，产妇适当补充水分，可以促进食欲，刺激肠蠕动，有利于定时排便，防止便秘。另外，水是体内的重要溶剂，各类营养素在体内的吸收和运转均离不开水。在正常的情况下，母乳的水分含量约为87%。研究表明，产妇每天摄入水量与乳汁分泌量有密切关系。产妇摄入适量的水分，对乳汁的分泌帮助很大，若水分不足，直接影响乳汁分泌量。因此，为了提高乳汁分泌量，产妇应养成在哺乳前或两次哺乳之间喝1杯开水、果汁或牛奶的习惯，摄取足够的水分，这样有利于乳汁的分泌，更加有利于哺乳。

18. 产妇不宜多喝茶

在现实生活中，茶具有较好的保健食疗作用，因而备受人们的喜爱。但是，应注意的是，妇女产后由于体质较弱和需要哺乳，不适合多喝茶。

科学研究证明，产妇不适合多喝茶的原因有以下几个方面：

（1）茶叶中含有鞣酸，它能与食物中的铁元素相结合，影响肠道对铁元素的吸收，引起贫血。茶水浓度越大，鞣酸含量越高，对铁元素的吸收影响越严重。

（2）茶叶所含的鞣酸有收敛的作用，产妇过量喝茶，可伤津、耗气、损血，加重气血虚弱，易导致粪便干燥，肠道蠕动减弱，从而加重便秘。

（3）茶叶中还含有咖啡因，产妇饮茶后精神兴奋，不易入睡，从而影响产妇休息和乳汁的分泌，还可通过乳汁进入婴儿体内，也会使婴儿精神过于兴奋，不能很好睡眠，容易出现肠痉挛和忽然无故啼哭的现象。

第八编　产妇饮食调理食谱

1. 临盆利产催生类

（1）红辣椒烧猪肉：尖红辣椒3个，干菜200克，黄豆150克，猪肉500克，生姜丝、料酒、食盐、味精各适量。先将红辣椒清洗干净，去籽，切成细末，放入碗内，待用；把干菜放入盆内，用温水浸泡，清洗干净，切成细末，放入碗内，待用；将黄豆先拣去杂质，放入盆内，用温水浸泡4小时，清洗干净，放入碗内，待用；把猪肉清洗干净，切成小块，直接放入沙锅内，置于火上，加水适量，盖上锅盖，先用武火煮沸，倒入料酒，加入干菜、黄豆、红辣椒末、生姜丝，改为文火煮至黄豆熟烂，撒入食盐、味精调味，稍煮片刻，离火，起锅，盛入大汤锅内，食用。每周服用2～3次，可作为正餐菜肴，趁温热随意食用。具有补气养血、温经通络、助产的作用。适合临产孕妇经常食用，为分娩创造良好的身体条件。

（2）春笋蘑菇炒猪肉：春笋、蘑菇各50克，猪肉250

克，荸荠20克，植物油80克，酱油、麻油、芡粉、食盐、味精各适量。先将春笋、蘑菇分别清洗干净，切成薄片，放入盘内，待用；把猪肉清洗干净，切成薄片，放入碗内，倒入植物油、酱油，搅拌均匀，腌制30分钟，待用；将荸荠刮去表皮，清洗干净，切成薄片，放入碗内，待用；把炒锅刷洗干净，置于火上，放入植物油，烧至六成热时，倒入猪肉、春笋、蘑菇、荸荠，迅速煸炒均匀，添加少许清水，盖上锅盖，以文火焖至猪肉熟透，撒入食盐、味精调味，兑薄芡，稍煮片刻，淋上麻油，起锅盛入盘内，食用。每周服用2～3次，可作为正餐菜肴，趁温热随意食用。具有增强体力、防止早衰的作用。适合临产孕妇经常食用，有利助产。

（3）双耳炒猪心：银耳15克，黑木耳25克，猪心、胡萝卜各1个，植物油80克，酱油15克，料酒、生姜丝、芡粉、食盐、味精各适量。将银耳、黑木耳一同放入盆内，加入温水浸泡，清洗干净，撕成薄片，放入盘内，待用；把猪心切成两半，清洗干净，切成薄片，放入碗内，倒入植物油、酱油、料酒，搅拌均匀，腌制30分钟，待用；把胡萝卜刮去外层表皮，清洗干净，切成薄片，放入盘内，待用；将炒锅刷洗干净，置于火上烧热，放入植物油，烧至六成热时，放入生姜丝，爆炒出香味，加入猪心，煸炒片刻，再放入银耳、黑木耳，倒入酱油、料酒，煸炒均匀，盖上锅盖，改为用文火烧至肉菜熟透时，撒入食盐、味精调味，勾入芡粉，起锅盛入盘内，食用。每周服用2～3次，可作为正餐菜肴，趁温热随意食用。具有滋补心阴、养血安神的作用。适合心血亏虚、心悸、失眠的临产孕妇食用，有助于养精蓄锐，帮助分娩。

（4）砂仁炒大虾：砂仁5克，大虾仁250克，生姜片15克，青菜梗150克，植物油、料酒、鸡汤、食盐、味精各适量。将砂仁拣去杂质，清洗干净，沥干水分，研成细粉，放入碗内，待用；把大虾仁放入大汤盆内，倒入温开水，浸泡至软，清洗干净，沥干水分，放入盘内，待用；将青菜梗除去外层皮，清洗干净，切成小段，放入盘内，待用；把炒锅刷洗干净，置于火上烧热，放植物油，烧至六成热时，放入生姜片，爆炒出香味，倒入大虾仁、青菜梗，快速翻炒，放入料酒，加入砂仁粉，添加少许鸡汤，盖上锅盖，改为用文火焖至青菜梗熟透时，撒入食盐、味精，翻炒均匀，起锅盛入汤盆内，食用。每日服用1次，可作为正餐菜肴，趁温热随意食用。具有补肝肾、固肾腰、健脾胃、助分娩的作用。适合肾阴虚腰痛等临产孕妇食用，有助于顺利分娩。阴虚有热者忌食用。

（5）板栗猪肉烧青菜心：板栗肉250克，猪肉100克，青菜心1～2棵，植物油、麻油、酱油、食盐、味精、胡椒粉、湿淀粉各适量。将板栗肉清洗干净，切成薄片，沥干水分，放入盘内，待用；把猪肉清洗干净，切成薄片，放入碗内，倒入植物油、酱油、食盐，加入胡椒粉，搅拌均匀，腌制30分钟，待用；将青菜心先除去杂质，清洗干净，沥干水分，放入盘内，待用；把炒锅刷洗干净，置于火上烧热，放入植物油，烧至六成热时，倒入板栗肉炸成黄色，用漏勺捞出，沥干油，放入碗内，加少许食盐，上笼蒸约5分钟，待用；将炒锅置于火上，放植物油，烧至八成热时，倒青菜心至油锅中，过一下油，用漏勺捞出，沥干油，放入盘内，待用；把炒锅置于火上，放植物油烧热，撒入食盐、味精，加入猪肉、过油的菜心，煸炒均匀，倒入少许清水，以武火烧沸后，起锅装入盘内，菜头朝外，菜叶置于盘子中间，沥出盘汤汁，待用；将炒锅置于火上，把沥出的汤汁倒入锅里，再将蒸的板栗肉放入，以武火烧 5 分钟，撒入味精，用湿淀粉勾芡，盛入盘中的菜心上，淋上麻油，食用。每周服用 2～3 次，可作为正餐菜肴，趁温热随意食用。具有强筋壮骨、有助分娩的作用。适合慢性腰腿痛、关节炎的临产孕妇食用，有助于分娩。

（6）桂枝蒸龙虾：桂枝 8 克，苏叶、当归各 5 克，艾叶、川芎、苏梗、炒枳壳各 6 克，龙虾 1 只（重量约 750 克）生姜片、料酒各 10 克，鸡汤、食盐、味精各适量。先将龙虾除去虾壳，清洗干净，切成小段，放入碗内，待用；把桂枝、苏叶、当归、艾叶、川芎、苏梗、炒枳壳分别清洗干净，直接铺在蒸盆内，放入龙虾，倒入料酒、鸡汤，码上生姜片，撒入食盐、味精，上笼，用武火蒸 25～30 分钟，离火，取出，即可食用。每日服用 1 次，可作为正餐菜肴，趁温热随意食用。具有补气血、转胎位的作用。适合妊娠满 8 个月以上，寒束于外、气机不利、形寒肢冷、腹痛之胎位不正的孕妇食用，有助于顺利分娩。阴虚火旺者忌食用。

（7）冬瓜炖鹌鹑：冬瓜 250 克，鹌鹑 3 只（重量 500 克）植物油、黄酒、酱油、生姜丝、食盐、味精各适量。将鹌鹑宰杀，投入沸水锅内焯透，捞出，除去毛，剁去瓜尖、嘴尖，剖开腹部，取出内脏，清洗干净，放入碗内，倒入植物油、黄酒、酱油，搅拌均匀，腌制30分钟，待用；把冬瓜去皮，清洗干净，切成小块，放入碗内，待用；将沙锅刷洗干净，放入鹌鹑，加水适量，置于火上，盖上锅盖，先用武火煮沸，加入生姜丝，改为用文火煮煨至鹌鹑熟烂时，放入冬瓜，续煮至沸后，撒入食盐、味精调味，稍煮片刻，离火，盛入大汤碗，食用。每周服用2~3次，可作为正餐菜肴，趁温热随意食用。具有补中益气、强筋壮骨、减肥助产的作用。适合临产孕妇经常饮用。

（8）猴头枸杞炖猪蹄：猴头菇150克，枸杞子、党参各15克，猪蹄1个，生姜丝30克，料酒、食盐、味精、胡椒粉各适量。先将党参清洗干净，切成薄片，放入碗内，待用；把枸杞子先除去果柄，清洗干净，放入碗内，待用；将猴头菇除去蒂头，清洗干净，切成薄片，放入盘内，待用；把猪蹄除去余毛，清洗干净，剁成小块，与党参、枸杞子、猴头菇一同放入沙锅内，加水适量，置于火上，盖上锅盖，先用武火煮沸，倒入料酒，放入生姜丝，改为用文火煨煮至肉烂，撒入食盐、味精、胡椒粉调味，稍煮片刻，起锅盛入汤盆内，食用。每周服用2~3次，可作为正餐菜肴，趁温热随意食用。具有补中益气、养血润肤的作用。适合精血两虚、肌肤萎黄的临产孕妇食用，有助于顺产。

（9）豆腐皮粥：豆腐皮50克，粳米100克，冰糖适量。先将豆腐皮放入清水中漂洗干净，切成细丝，放入盘内，待用；把粳米淘洗干净，直接放入锅内，加水适量，置于火上，用武火煮沸后，改为用文火煮至粥将成时，加入豆腐皮、冰糖，搅拌均匀，煮至沸，离火，食用。每周服用2~3

次，可作为早餐，趁温热随意食用。具有益气通利、保胎顺产的作用。适合孕妇经常食用，增加营养，强身壮体，为分娩打下良好的基础。

（10）空心菜粥：空心菜200克，粳米100克，猪油、食盐、味精各适量。先将空心菜除去杂质，择洗干净，切成细丝，放入盘内，待用；把粳米淘洗干净，直接放入沙锅内，加水适量，置于火上，盖上锅盖，先用武火煮沸，加入猪油，改为用文火煨煮至粥将成时，放入空心菜，搅拌均匀，续煮沸后撒入食盐、味精调味，离火，食用。每周服用2~3次，可作为早餐，趁温热随意食用。具有清热、凉血、利尿、助产的作用。适合临盆孕妇食用。

（11）海带陈皮粥：海带、粳米各100克，陈皮3片，白糖适量。先将海带放入盆内，用温水浸泡至软，清水漂洗干净，切成碎末，放入盘内，待用；把陈皮清洗干净，切成细丝，放入碗内，待用；将粳米淘洗干净，直接放入锅内，加水适量，置于火上，盖上锅盖，先用武火煮沸后，加入陈皮、海带丝，搅拌均匀，改为用文火煮至粥成时，撒上白糖调味，稍煮片刻，离火，食用。每日服用1次，可作为早餐，空腹趁温热随意食用。具有补气养血、清热利水、安神健身的作用。适合临产孕妇食用，能积蓄体力，有足够力气完成分娩过程。

（12）冬苋菜粥：冬苋菜150克，粳米100克，化猪油25克，食盐、味精各适量。先将冬苋菜择洗干净，切成细丝，放入盘内，待用；把粳米淘洗干净，直接倒入沙锅内，加水适量，置于火上，盖上锅盖，用武火煮煮，加入化猪油，改为用文火煨煮至粥将成时，放入冬苋菜丝，搅拌均匀，再续煮沸，撒入食盐、味精调味，稍煮片刻，离火，食用。每周服用2～3次，可作为早餐，空腹趁温热随意食用。具有清热、滑窍、助产的作用。适合临产孕妇经常食用。

（13）紫苋菜粥：紫苋菜250克，粳米100克，化猪油、食盐、味精各适量。先将紫苋菜拣去杂质，清洗干净，切成细丝，放入盘内，待用；把粳米淘洗干净，放入煮锅内，加水适量，置于火上，盖上锅盖，先用武火煮沸，下入猪油，改为用文火煨煮至粥将成时，加入紫苋菜，搅拌均匀，续煮至沸后撒上食盐、味精调味，稍煮片刻，离火，食用。每周服用2～3次，可作为早餐，空腹趁温热随意食用。具有清热止痢、助顺产的作用。适合临产前孕妇食用，可治疗赤白痢疾、急性肠炎、宫颈炎等病症。

（14）蘑菇薏米汤：鲜蘑菇150克，薏米30克，菱角50克，植物油、食盐、味精各适量。先将鲜蘑菇拣去杂质，清洗干净，切成薄片，放入盘内，待用；把菱角清洗干净，连壳砸成碎末，放入盘内，待用；将薏米拣去杂质，淘洗干净，直接放入沙锅内，加水适量，置于火上，先用武火煮沸，下入植物油，加入菱角末，改为用文火煨煮至薏米熟透时，放入蘑菇片，续煮沸后撒入食盐、味精调味，稍煮片刻，离火，起锅盛入大汤盆内，食用。每周服用2～3次，可作为正餐菜肴或保健饮料，随意食用。具有益气健脾、扶正补虚、有利分娩的作用。适合临产孕妇经常食用，为分娩创造良好的身体条件。

（15）猪肝菠菜汤：猪肝500克，菠菜50克，生姜丝10

克，料酒、植物油、酱油、麻油、食盐、味精各适量。先将猪肝清洗干净，切成薄片，放入碗内，倒入料酒、植物油、酱油，搅拌均匀，腌制30分钟，待用；把菠菜拣去杂质，清洗干净，切成小段，放入盘内，待用；将沙锅刷洗干净，置于火上，加水适量，盖上锅盖，先用武火煮沸，倒入猪肝片、菠菜、生姜丝，续煮沸后，撒入食盐、味精调味，稍煮片刻，淋上麻油，起锅盛入大汤盆内，食用。每周服用2~3次，可作为正餐菜肴，趁温热随意食用。具有补肝养血的作用。适合临产孕妇经常食用，为顺利分娩奠定良好的基础。

（16）生蚝瘦肉汤：新鲜生蚝肉、猪瘦肉各250克，生姜丝15克，植物油、食盐、味精各适量。先将新鲜生蚝肉放入盆内，倒入适量清水，清洗干净，放入盘内，待用；把猪瘦肉清洗干净，切成薄片，与生蚝肉一同放入沙锅内，加水适量，置于火上，盖上锅盖，先用武火煮沸，倒入植物油，加入生姜丝，改为用文火煨煮5分钟，撒入食盐、味精调味，离火，起锅盛入汤盆内，食用。每周服用2~3次，可作为正餐菜肴，趁温热随意食用。具有养血、宁心、安神、助产的作用。适合临产孕妇食用，不仅可治疗心悸、怔忡、不寐等病症，还有助于分娩。

（17）小米面茶：小米面1000克，芝麻酱250克，芝麻10克，香油、食盐、碱面、生姜粉各适量。先将芝麻拣去杂质，清洗干净，沥干水分，放入铁锅内，置于火上，炒成焦黄色，研成碎末，加入食盐，煸炒均匀，离火，起锅盛入盘内，待用；把沙锅刷洗干净，置于火上，加水适量，先用武火煮沸，下入生姜粉，续煮沸后，将小米面和成稀糊状，倒入锅内，加入一点碱面，搅拌均匀，稍煮片刻，起锅盛入大汤碗内，待用；将芝麻酱和香油一同搅拌均匀，用小勺淋入碗里，再撒入芝麻盐，食用。每日服用1次，可作为早餐，空腹趁温热随意食用。具有补中益气、增加营养、助顺产的作用。适合冬季临产孕妇产前食用。

（18）麦麸红枣茶：麦麸50克，红枣20个，红糖适量。先将红枣除去果核，清洗干净，放入碗内，待用；把沙锅刷洗干净，将麦麸、红枣一同放入锅内，加水适量，置于火上，先用武火煮沸，文火煎2次，每次煨煮30分钟，离火，去渣取汁，合并2次煎汁，饮用。每日早晚各服用1次，可以代茶，趁温热随意食用。具有健脾和血、补虚养血、助顺产的作用。适合临产孕妇食用，可增加营养。

2. 产后开胃营养类

（1）红枣石榴：红枣250克，白糖200克，面粉1000克，发酵粉适量。先将红枣除去果核，清洗干净，剁成细末，放入大汤盆内，加入白糖，搅拌均匀，制成馅，待用；把面粉放入大汤盆内，加入适量的发酵粉，制成酵面，然后加适量碱，揉匀搓条，下料包馅，捏成石榴形，上锅蒸熟，取出，即可供食用。每周服用2～3次，最好是作为早、晚加餐食品，趁温热随意食用。其富含碳水化合物、皂甙、生物碱、氨基酸、糖类、钙、磷、铁、镁、钾，以及维生素C、维生素P、维生素A、维生素B_2等营养成分，具有补血、健脾、开胃的作用。适合产后体虚气弱、乏力倦怠、食欲不振等病症患者食用。

（2）蜜饯白萝卜：鲜白萝卜500克，蜂蜜150克。先将萝卜刮去外层皮，清洗干净，切成丁块，直接投入沸水锅内烫一下，捞出，沥干水分，晾晒半日，待用；把沙锅刷洗干净，加少许清水，置于火上，先用武火煮沸，放入萝卜块，加蜂蜜，搅拌均匀，用文火煮沸，稍煮片刻，离火，待冷却后装入瓶内。每天服用1次，可作为零食随意食用，饭后食用尤佳。其富含葡萄糖、蔗糖、果糖、多种氨基酸、钙、磷、锰、维生素C等营养成分，具有宽中消食、理气化痰的作用。适合产后饮食不消、腹胀、反胃、呕吐等病症患者食用。

（3）菠菜拌猪肉丝：菠菜500克，胡萝卜25克，大蒜泥100克，猪瘦肉250克，熟花生油、酱油、米醋、食盐、味精各适量。先将菠菜择洗干净，投入沸水中焯一下，捞出，用凉水冲洗一遍，沥干水分，切成小段，放入大盘中，待用；把胡萝卜刮去表皮层，清洗干净，切成细丝，投入沸水中焯一下，捞出，用凉水冲洗一遍，沥干水分，放入菠菜上，待用；将猪瘦肉清洗干净，切成细丝，放入碗内，倒入料酒、酱油，搅拌均匀，腌制25分钟，待用；把炒锅刷洗干净，置于火上烧，放入熟花生油，烧至六成热时，倒入猪肉丝，快速煸炒，添加少许清水，盖上锅盖，焖至猪肉丝熟透时，倒入米醋、大蒜泥，撒入食盐、味精，稍煮片刻，离火，起锅盛入菠菜盘中，搅拌均匀，即可供食用。每周服用2次，可作为正餐菜肴，随意食用。其富含碳水化合物、磷、钙、铁、胡萝卜素及各种维生素等，具有健脾开胃、补中益气、养血润燥的作用。适合产后缺铁性贫血、疲劳综合征等病症患者食用。坐月子的产妇忌食用。

（4）莴苣拌海米：莴苣500克，海米25克，食盐、味精、麻油各适量。先将莴苣除去叶、皮，清洗干净，投入沸水内烫一下，捞出，用凉水冲洗一遍，切成薄片，放入汤盆内，加入食盐，搅拌均匀，腌制30分钟后，沥干水分，放入大汤碗内，待用；把海米放入碗内，用沸开水烫软后，捞出，沥干水分，放入盛莴苣片的汤碗内，撒上味精，淋上麻油，搅拌均匀，扣在盘中，即可供食用。每周服用2次，可作为正餐菜肴，随意食用。其富含脂肪、蛋白质、碳水化合物、钙、磷、铁等营养成分，具有健脾开胃的作用。适合产后吸收不良的产妇食用。坐月子的产妇忌食用。

（5）火腿香菇烧青菜：青菜心250克，水发香菇30克，火腿150克，生姜丝15克，化猪油、料酒、食盐、味精各适量。先将青菜心择洗干净，切成小段，放入盘内，待用；把水发香菇清洗干净，投入沸水锅内焯一下，捞出，用凉水冲洗一遍，沥干水分，切成细丝，放入盘内，待用；将火腿清洗干净，切成薄片，放入盘内，待用；把炒锅刷洗干净，置于火上烧热，下化猪油，烧至八成热时，放入生姜丝炝锅，倒入火腿片、香菇丝、青菜，反复翻炒数次，烹入料酒，盖上锅盖，以文火焖至肉菜熟烂时，撒入食盐、味精，煸炒均匀，起锅盛入盘内，即可供食用。每日服用1次，可作为主餐菜肴，趁温热随意食用。其富含铁、钙、磷、钾等元素及蛋白质、脂肪等营养成分，具有健脾开胃、生津养血的作用。适合产后食欲不振、慢性胃炎等病症患者食用。

（6）番茄汁烧鸡片：生鸡脯肉350克，番茄汁、荸荠各50克，鸡蛋清1个，生姜丝10克，湿淀粉15克，食盐2.5克，白糖25克，熟猪油250克，食醋10克。先将鸡脯肉清洗干净，切成薄片，放入大碗内，加入食盐、鸡蛋清、湿淀粉，搅拌均匀，腌制30分钟，待用；把荸荠刮去外层表皮，清洗干净，切成薄片，放入碗内，待用；将炒锅刷洗干净，置于火上，下熟猪油，烧至六成熟时，放入少许食盐、生姜丝炝锅，随后放入鸡片，快速划散，炒至鸡肉片色变白成形时，捞出，放入盘内，待用；把原锅里留下的余油烧热，下入荸荠片，倒入番茄汁、食醋及清水，撒入食盐、白糖，盖上锅盖，以武火将其烧开，倒入鸡片，翻炒均匀，用湿淀粉勾芡，加入味精，煸炒均匀，稍煮片刻，起锅盛入汤盆内，即可供食用。每周服用2～3次，可作为正餐菜肴，趁温热随意食用。其富含蛋白质、脂肪、碳水化合物、钙、磷、铁、维生素A、维生素、尼克酸等营养成分，具有健脾开胃、消食导滞的作用。适合产后食欲不振、慢性胃炎、慢性肠炎等病症患者食用。

（7）陈皮烧牛肉：牛腿肉500克，陈皮15克，酱油20克，大葱、生姜各5克，蒜头3克，干辣椒粉、花椒粉各0.5克，甜酒酿汁50克，白糖、芝麻油各25克，植物油50克，料酒、食盐、味精各适量。先将牛肉清洗干净，切成1.5厘米见方的肉丁，放入盘内，待用；把陈皮放入碗内，用温水浸泡5分钟，洗去橘皮甙，减少苦味，切成细丝，放入碗内，待用；将生姜、大葱、蒜头分别除去杂质，清洗干净，把大葱切成小段，生姜切成丝，蒜头切成薄片，放入盘内，待用；把炒锅刷洗干净，置于火上烧热，下植物油，烧至六成热时，放入牛肉丁，快速煸炒均匀，倒入适量沸开水，以淹没肉丁为度，用武火煮沸，撇去油沫，改为文火煮至牛肉熟烂，起锅盛入大汤碗内，待用；将炒锅刷洗干净，置于火上烧热，下植物油，烧至八成热时，放入陈皮、葱段、生姜丝、蒜头片、辣椒粉、甜酒酿汁，煸炒均匀，倒入牛肉、酱油，料酒，多翻炒几次，以武火收干汤汁，撒入食盐、白糖、味精、花椒粉，煸炒均匀，稍煮片刻，淋上芝麻油，起锅盛入汤盆内，即可供食用。每周服用2～3次，可作为主餐菜肴，趁温热随意食用。其富含蛋白质、脂肪、碳水化合物、钙、磷、铁、维生素、尼克酸等营养成分，具有健脾行气、开胃化湿、补养脏腑、益气养血的作用。适合产后食欲不振、慢性胃炎等病症患者食用。

（8）牛肉炖卷心菜：牛肉250克，西红柿、卷心菜各150克，料酒3克，化猪油10克，食盐、味精各适量。先将西红柿清洗干净，切成方块，放入盘内，待用；把卷心菜洗干净，切成小段，放入盘内，待用；将牛肉清洗干净，切成小块，直接放入洗净的沙锅内，加水适量，置于火上，先用武火煮沸，将浮沫撇去，放入猪油，倒入料酒，改为用文火煨煮至牛肉快熟时，加入西红柿、卷心菜，炖至菜熟，撒入食盐、味精，搅拌均匀，稍煮片刻，离火，即可供食用。每周服用2～3次，可作为主餐菜肴，趁温热随意食用。其富含碳水化合物、蛋白质、脂肪、钙、磷、铁、维生素A原、维生素B_1、维生素B_2、尼克酸、维生素C等营养成分，具有健脾开胃、活血化淤、调理气血、生津止泻的作用。适合产后食欲不振、慢性胃肠炎等病症患者食用。

（9）莲子炖猪肚：猪肚1个，莲子50粒，生姜15克，花生油、料酒、食醋、食盐、味精各适量。先将生姜清洗干净，切成薄片，放入碗内，待用；把猪肚用食盐、食醋搓揉后，清洗干净，将洗净的莲子装入猪肚内，加入食盐、味精，用线缝合，放入汤盆内，撒上生姜丝，倒入料酒，放入炖锅内，加水适量，置于火上，盖上锅盖，先用武火煮沸，改为用文火炖至猪肚熟烂，离火，取出，即可供食用。每周服用2～3次，可作为主餐菜肴，趁温热随意食用。其富含淀粉、蛋白质、糖、脂肪、钙、磷、铁等营养成分，具有健脾益胃的作用。适合产后食欲不振、慢性胃炎等疾病患者食用。

（10）当归生姜炖羊肉：羊肉350克，当归15克，生姜10克，花生油、料酒、胡椒粉、味精、食盐、甘蔗汁适量。先将生姜刮去外层表皮，与当归一起清洗干净，把生姜切成薄片，放入碗内，待用；把羊肉清洗干净，投入沸水锅内焯一下，捞出，用凉水冲洗一遍，切成小块，放入碗内，倒入花生油、料酒，搅拌均匀，腌制30分钟，待用；将沙锅刷洗干净后，放入生姜、当归，加水适量，盖上锅盖，置于火上，先用武火煮沸，倒入羊肉、甘蔗汁，改为用文火炖至羊肉熟烂时，撒入胡椒粉、食盐、味精，搅拌均匀，稍煮片刻，离火，起锅盛入汤盆内，即可供食用。每周服用2～3次，可作为主餐菜肴，趁温热随意食用。其富含蛋白质、脂肪、蔗糖、钙、磷、铁，并含有维生素A、维生素B、尼克酸、叶酸、烟酸等营养成分，具有温补气血、开胃健脾的作用。适合产后慢性胃炎、疲劳综合征患者食用。

(11) 黄豆柠檬香菜汁：黄豆汁150毫升，柠檬汁25毫升，香菜30克，蜂蜜适量。先将香菜择洗干净，放入沙锅内，加水适量，置于火上，盖上锅盖，用武火煮沸，改为用文火煨煮30分钟，离火，去渣取汁，待用；把沙锅刷洗干净，置于火上，倒入黄豆汁、柠檬汁、香菜汁，盖上锅盖，用武火煮沸，离火，加入蜂蜜，搅拌均匀，即可供饮用。每周服用3~4次，当饮料随意饮用。具有补肾开胃的作用。适合产后食欲不振等病症患者饮用。

(12) 玉米红枣粥：玉米50克，红枣20个，粳米100克，红糖适量。先将玉米淘洗干净，沥干水分，研成玉米浆，放入大汤碗内，待用；把红枣除去果核，清洗干净，切成碎末，放入碗内，待用；将粳米淘洗干净，直接放入沙锅内，加水适量，置于火上，盖上锅盖，先用武火煮沸，加入红枣碎末，改为用文火煮至粥成，倒入玉米浆，加入红糖，快速搅拌均匀，再次煮沸后，离火，即可供食用。每周服用2~3次，可作为早餐，趁温热随意食用。具有调中开胃的作用。适合产后脾胃虚损、慢性胃炎等疾病患者食用。

(13) 橘皮粥：橘皮5克，粳米100克，红糖适量。先将橘皮清洗干净，放入沙锅内，加水煮汁，去渣取汁，待用；把粳米淘洗干净，直接放入沙锅内，倒入橘皮汁，添加少许清水，置于火上，盖上锅盖，用武火煮沸后，改为用文火煨煮至粥成时，加入红糖调味，稍煮片刻，即可供食用。每日早、晚温热各服用1次，连续服用5~6天。其富含蛋白质、脂肪、碳水化合物、钙、磷、铁等元素，还含有少量硫胺素、核黄素、尼克酸等营养成分，具有理元解郁、消积导滞的作用。适合产后腹胀腹满、消化不良、食欲不振并有恶心呕吐、咳嗽痰多等病症患者食用。

（14）猪肉萝卜菠菜粥：猪瘦肉250克，胡萝卜、菠菜各50克，粳米100克，植物油、酱油、食盐、味精各适量。先将猪瘦肉清洗干净，切成薄片，放入碗内，倒入植物油、酱油、食盐，搅拌均匀，腌制30分钟，待用；把胡萝卜刮去表皮，清洗干净，切成细丝，放入盘内，待用；将菠菜择洗干净，切成细丝，放入盘内，待用；把粳米淘洗干净，直接放入沙锅内，加水适量，置于火上，盖上锅盖，先用武火煮沸，改为用文火煨煮至粥将成时，倒入腌制的猪瘦肉，加入胡萝卜丝，续煮沸后放入菠菜，撒入食盐、味精，搅拌均匀，稍煮片刻，离火，即可供食用。每日服用1次，可作为早餐，空腹趁温热随意食用。其富含脂肪，还含有蛋白质、碳水化合物、钙、磷、铁等多种矿物质及维生素等营养成分，具有健脾开胃、润肠补虚的作用。适合产后厌食症、单纯性消瘦症等病症患者食用。

（15）荔枝山药莲子粥：干品荔枝5枚，粳米50克，山药、莲子各20克，白糖适量。先将干品荔枝除去果壳，挖出果核，留下果肉，清洗干净，放入碗内，待用；把山药除去外层表皮，清洗干净，切成薄片，放入盘中，待用；将莲子放入温水中浸泡至软，剖开，除去心，清洗干净，放入碗内，待用；把粳米淘洗干净，与荔枝、莲子、山药一同放入沙锅内，加水适量，置于火上，盖上锅盖，先用武火煮沸，改为用文火煨煮至粥成时，撒入白糖，搅拌均匀，稍煮片刻，离火，即可供食用。每日服用1次，可作为早餐，空腹趁温热随意食用。其富含蛋白质、脂肪、碳水化合物、钙、磷、铁、维生素等营养成分，具有健脾开胃、温养脾肾的作用。适合产后脾胃虚弱、食欲不振、营养不良等病症患者食用。

（16）土豆莲子粥：土豆100克，莲子50克，粳米、小米各50克，蜂蜜适量。先将土豆削去外层表皮，清洗干净，切成小块，放入碗内，待用；把莲子除去心，清洗干净，剁成细末，放入碗内，待用；将粳米、小米一起淘洗干净，直接放入沙锅内，加水适量，置于火上，盖上锅盖，先用武火煮沸，下入土豆块、莲子末，改为用文火煨煮至粥成时，加入蜂蜜，搅拌均匀，稍煮片刻，离火，即可供食用。每周服用2~3次，可作为早餐，空腹趁温热随意食用。其富含碳水化合物、蛋白质、脂肪、粗纤维、钙、磷、铁、钾、胡萝卜素、硫胺素、核黄素、尼克酸，维生素、抗坏血酸等营养成分，具有健脾养胃的作用。适合产后食欲不振、腹部胀满、大便干燥等病症患者食用。

（17）银耳莲子羹：莲子100克，银耳25克，冰糖适量。先将莲子、银耳一同放入盆内，用温水浸泡软，把莲子除去心、银耳除去蒂头，清洗干净，待用；把沙锅刷洗干净，加水适量，置于火上，盖上锅盖，先用武火煮沸，放入莲子、银耳，改为用文火煨煮至莲子、银耳熟烂时，加入冰糖，稍煮片刻，离火，盛入大汤盆内，即可供食用。每周服用2~3次，可作为点心食用，趁温热随意食用。具有健脾养胃的作用。适合产后脾胃虚弱、食欲不振、消化不良等病症患者食用。

（18）牛肉生姜汤：牛肉250克，黄酒15克，生姜25克，花生油、酱油、食盐、味精各适量。先将牛肉清洗干净，切成薄片，放入大汤碗内，倒入黄酒、酱油、花生油、食盐，搅拌均匀，腌制30分钟，待用；把生姜刮去外层表皮，清洗干净，切成细丝，放入碗内，待用；将沙锅刷洗干净，置于火上，加水适量，盖上锅盖，先用武火煮沸，倒入牛肉，搅拌均匀，改为用文火煮至肉将熟时，加入食盐、味精调味，撒上生姜丝，稍煮片刻，起锅盛入汤盆内，即可供食用。每周服用2~3次，可作为主餐菜肴，趁温热随意食用。其富含蛋白质、脂肪、钙、磷、维生素A、维生素B、烟酸等营养成分，具有补中气、益脾胃的作用。适合产后脾胃虚弱、中气不足所致之虚损羸瘦、腰腿酸软、气怯无力等病症患者食用。

（19）黄豆芽鲫鱼汤：黄豆芽350克，鲫鱼1条，重量约450克，葱花12克，生姜丝、花生油、食盐、味精各适量。先将黄豆芽拣去豆壳，清洗干净，放入盘内，待用；把鲫鱼宰杀，剖去鱼鳞，挖出鱼鳃，除去内脏，清洗干净，沥干水分，放入盘内，待用；将炒锅刷洗干净，置于火上烧热，放入花生油，烧至六成热时，加入生姜丝炝锅，放入黄豆芽，煸炒均匀，注入适量清水，盖上锅盖，用武火煮沸，放入鲫鱼，改为用文火煨煮至鱼熟时，撒入食盐、味精，搅拌均匀，稍煮片刻，离火，起锅盛入汤盆内，即可供食用。每周服用2~3次，可作为主餐菜肴，趁温热随意食用。其富含蛋白质、脂肪及无机盐等营养成分，具有滋阴润燥、健脾开胃的作用。适合产后厌食、吸收不良、习惯性便秘等病症患者食用。

3. 产后贫血、虚弱类

(1) 红萝卜炒羊肝：红萝卜150克，羊肝250克，植物油、料酒、酱油、食盐、味精各适量。先将红萝卜刮去表层皮，清洗干净，切成薄片，放入盘内，待用；把羊肝清洗干净，切成薄片，放入盘内，待用；将炒锅刷洗干净，置于火上，放入植物油，烧至八成热时，倒入羊肝片、红萝卜片，烹入料酒、酱油，快速翻炒均匀，加入少许清水，盖上锅盖，改为用文火煨煮至熟，撒入食盐、味精，翻炒均匀后，稍煮片刻，离火起锅，盛入盘内，即可供食用。每周服用2~3次，可作为正餐菜肴，趁温热随意食用。具有健脾、明目、益智的作用。适合产后贫血、眩晕等病症患者食用。

(2) 红枣生炒糯米饭：糯米500克，赤豆、龙眼肉各25克，红枣15个，白糖150克，化猪油50克。先将赤豆、龙眼肉、红枣分别除去杂质，清洗干净，放入碗内，待用；把糯米淘洗干净，沥干水分，放入汤盆内，待用；将炒锅刷洗干净，置于火上，下化猪油，烧至六成热时，倒入糯米快速翻炒均匀，加入赤豆、龙眼肉、红枣和白糖，加适量清水，盖上锅盖，先用武火煮沸，再次翻炒均匀，改用文火煨煮至米饭熟时，用筷子在米饭上扎几个洞，用微火焖5~10分钟后，离火，即可供食用。每周服用2~3次，可作为正餐主食，趁温热随意食用。具有补中益气、助消化的作用。适合产后贫血、体质虚弱等病症患者食用。

（3）米酒蒸鸡蛋：米酒500克，鸡蛋5个，糖桂花、红糖各适量。先将鸡蛋打入碗内，倒入米酒，加入糖桂花、红糖，搅拌均匀，待用；把锅刷洗干净，加水适量，放入盛鸡蛋碗，置于火上，盖上锅盖，先用武火煮沸，改为用文火隔水炖1小时，离火，取出，即可供食用。每周服用3次，可作为点心，趁温热随意食用。具有养血滋阴的作用。适合产后气血两伤、体虚的产妇食用。

（4）枸杞红枣炖乳鸽：枸杞子30克，红枣10枚，乳鸽1只，料酒、食盐、味精各适量。先将枸杞子、红枣分别除去杂质，清洗干净，放入碗内，待用；把乳鸽宰杀，投入沸水锅内烫透，捞出，除去毛及内脏，清洗干净，待用；将沙锅刷洗干净，放入枸杞子、红枣，加水适量，置于火上，盖上锅盖，先用武火煮沸，倒入料酒，放入乳鸽，改为用文火煨煮1小时，撒入食盐、味精调味，稍煮片刻，起锅盛入汤盆内，即可供食用。每周服用2～3次，可作为正餐菜肴，趁温热随意食用。具有益气养血的作用。适合产后身体虚弱、贫血等病症患者食用。

（5）桑葚粥：干品桑葚30克，粳米100克，红糖适量。先将干品桑葚放入盆内，用温水浸泡30分钟，除去果柄，清洗干净，待用；把粳米淘洗干净，与桑葚一同放入锅内，加水适量，置于火上，先用武火煮沸，改为用文火煨煮至粥成时，加入红糖，搅拌均匀，稍煮片刻，离火，即可供食用。每周服用2～3次，可作早餐，空腹趁温热随意食用。具有滋阴养血的作用。适合产后失血所致的贫血等病症患者食用。

（6）枸杞红枣木耳粥：枸杞子15克，红枣20个，水发黑木耳25克，粳米50克，冰糖适量。先将枸杞子除去果柄，红枣去果核，一同清洗干净，放入碗内，待用；把水发黑木耳除去蒂头，清洗干净，切成细丝，放入碗内，待用；将粳米淘洗干净，直接放入沙锅，加水适量，置于火上，盖上锅盖，先用武火煮沸，加入枸杞子、红枣、黑木耳，改为用文火煨煮至粥成时，放入冰糖，搅拌均匀，稍煮片刻，离火，即可供食用。每周服用2～3次，可作早餐，空腹趁温热随意食用。具有益血、润肤、健体的作用。适合产后身体虚弱、贫血等病症患者食用。

（7）红枣红糖紫米粥：紫米、糯米各100克，红枣10枚，红糖适量。先将红枣除去果核，清洗干净，切成细末，放入碗内，待用；把紫米、糯米分别淘洗干净，与红枣一同放入沙锅内，加水适量，置于火上，盖上锅盖，先用武火煮沸，改为用文火煨煮至粥成时，放入红糖，搅拌均匀，稍煮片刻，离火，即可供食用。每周服用2～3次，可作早餐，空腹趁温热随意食用。具有补脾胃、益气血的作用。适合产后体质虚弱、营养不良、贫血等病症患者食用。

（8）韭菜子粥：韭菜子10克，粳米80克，植物油、食盐、味精各适量。先将韭菜子清洗干净，沥干水分，研成细末，放入碗内，待用；把粳米淘洗干净，直接放入沙锅内，加水适量，置于火上，盖上锅盖，先用武火煮沸，加入韭菜子，改为用文火煨煮至粥成时，下入植物油、食盐、味精，搅拌均匀，稍煮片刻，离火，即可供食用。每周服用2～3

次，可作早餐，空腹趁温热随意食用。具有补气血、健脾益肾的作用。适合产后身体虚弱、贫血等病症患者食用。

（9）蛋花粥：粳米100克，鸡蛋3个，化猪油、食盐、味精各适量。先将一个小碗清洗干净，把鸡蛋磕入碗内，用筷子快速搅拌均匀，待用；把粳米淘洗干净，直接放入锅内，加水适量，置于火上，盖上锅盖，先用武火煮沸，改为文火煨煮粥成时，加入鸡蛋，下入化猪油，撒入食盐、味精，搅拌均匀，稍煮片刻，离火，即可供食用。每周服用2~3次，可作早餐，空腹趁温热随意食用。具有补益五脏、填精补血的作用。适合产后体虚、贫血等病症患者食用。

（10）猪血鱼肉粥：猪血250克，鲜鱼肉50克，粳米150克，生姜丝5克，花生油、酱油、食盐、味精各适量。先将猪血投入沸水锅内氽一下，捞出，用凉水冲洗一遍，切成小块，放入盘内，待用；把鲜鱼肉刮去鱼鳞，清洗干净，切成薄片，放入盆内，加入花生油、酱油、食盐、生姜丝，搅拌均匀，腌制30分钟，待用；将粳米淘洗干净，直接放入锅内，加水适量，置于火上，盖上锅盖，先用武火煮沸，改为文火煨煮粥成时，加入猪血、鱼肉片，续煮沸后撒入食盐、味精，搅拌均匀，稍煮片刻，离火，即可供食用。每周服用2~3次，可作早餐，空腹趁温热随意食用。具有补虚养生的作用。适合产后体虚、厌食、贫血等病症患者食用。

（11）牛奶全麦粥：全麦片100克，牛奶150克，红枣10枚，白糖适量。先将麦片放入汤盆内，加水适量，搅拌均匀，待用；把红枣除去果核，清洗干净，切成细末，直接放入沙锅内，加水适量，置于火上，盖上锅盖，先用武火煮沸，加入全麦片、牛奶，搅拌均匀，改用文火续煮15分钟，加入白糖调味，离火，即可供食用。每周服用2～3次，可作为早餐，空腹趁温热随意食用。具有养心安神、补虚养血的作用。适合产后气血两虚、失眠、贫血、血小板减少等病症患者食用。

（12）胡萝卜粥：胡萝卜150克，粳米100克，花生油、食盐、麻油、味精各适量。先将胡萝卜刮去外层表皮，清洗干净，切成丁块，放入碗内，待用；把粳米淘洗干净，放入盆内，加入花生油、食盐，腌制25分钟，待用；把沙锅刷洗干净，加水适量，置于火上，先用武火煮沸后，倒入粳米、胡萝卜，改为用文火煨煮至粥成，撒入食盐、味精调味，稍煮片刻，淋上麻油，离火，即可供食用。每周服用2～3次，可作早餐，空腹趁温热随意食用。具有健脾消食、通利肠胃、补气养血的作用。适合用于治疗妇女产后体虚引起的各种病症，如肠胃积滞、消化不良、不思饮食、贫血等。

（13）鸡汤粥：母鸡1只，粳米100克，生姜丝15克，胡椒粉、食盐、味精各适量。先将母鸡宰杀，投入沸水锅内烫透，捞出，除去毛及内脏，清洗干净，切成小块，放入沙锅内，加水适量，置于火上，先用武火煮沸，改为用文火煨煮至鸡肉熟烂，离火，去渣取鸡汤，待用；把粳米淘洗干净，放入锅内，倒入鸡汤，置于火上，盖上锅盖，先用武火煮沸，加入生姜丝，改为用文火煨煮至粥成时，撒入胡椒粉、食盐、味精，搅拌均匀，稍煮片刻，离火，即可食用。每周服用2～3次，可作早餐，空腹趁温热随意食用。具有滋养五脏、补益气血的作用。适含产后羸瘦、气血不足、虚弱劳损、贫血等病症患者食用。

（14）香稻红枣粥：香稻米、粳米各100克，红枣30枚，冰糖50克。先将香稻米、粳米分别淘洗干净，待用；把红枣除去果核，清洗干净，切成细末，放入沙锅内，加水适量，置于火上，盖上锅盖，先用武火煮沸，加入香稻米、粳米，改为用文火煮至粥成时，放入冰糖，稍煮片刻，离火，即可供食用。每周服用2~3次，可作早餐，空腹趁温热随意食用。具有补益脾胃、养血补血的作用。适合产后胃口不开、食欲不振、体虚、贫血等病症患者食用。

（15）鸡蛋豆浆：豆浆500克，鸡蛋3个，白糖少许。先将鸡蛋磕入大碗中，用筷子快速打散，待用，把沙锅刷洗干净，倒入豆浆，置于火上，用武火煮沸，起锅倒入鸡蛋碗内，加入白糖，搅拌均匀，即可供食用。每天服用1次，早晨空腹时温热随意食用。具有补气养血、润肺宁嗽的作用。适合产后气血亏虚、贫血、肺阴亏虚、久咳痰少、咽燥口干等病症患者食用。

（16）龙眼羹：龙眼肉150克，白糖20克。将龙眼肉清洗干净，放入碗内，待用；把沙锅刷洗干净，倒入清水适量，置于火上，用武火煮开，加入龙眼肉，改为文火煨煮15分钟，撒入白糖，搅拌均匀，离火，起锅盛入汤盆内，即可供食用。每天服用1次，可作为点心，趁温热随意食用。具有益气养血的作用。适合产后气血两虚、贫血等病症患者食用。

（17）木耳花生兔肉汤：木耳35克，花生仁70克，兔肉250克，植物油、料酒、食盐、味精各适量。先将木耳放入汤盆内，用温水浸泡至软，除去蒂头，清洗干净，放入碗内，待用；把花生仁先拣去杂质，清洗干净，放入碗内，待用；将兔肉清洗干净，剁成小块，放入碗内，倒入植物油、料酒、食盐，搅拌均匀，腌制30分钟，待用；把沙锅刷洗干净，置于火上，加水适量，盖上锅盖，先用武火煮沸，加入木耳、花生仁、兔肉，倒入料酒，改为用文火煨煮2小时，放入味精调味，稍煮片刻，离火，起锅盛入汤盆内，即可供食用。每周服用2~3次，可作为正餐菜肴，趁温热随意食用。具有养血生血的作用。适合产后缺铁性贫血等病症患者食用。

(18) 牛奶羊肉汤：牛奶200毫升，羊肉500克，山药片100克，生姜片20克，植物油、料酒、酱油、食盐适量。先将羊肉清洗干净，切成薄片，放入汤盆内，倒植物油、料酒、酱油，搅拌均匀，腌制30分钟，待用；把山药片、生姜片分别清洗干净，放入沙锅内，加水适量，置于火上，盖上锅盖，先用武火煮沸，放入羊肉，改为文火煨煮至羊肉熟烂时，倒入牛奶，续煮至沸，撒入食盐，搅拌均匀，起锅盛入汤盆，即可供食用。每周服用2~3次，可作为正餐菜肴，趁温热随意食用。具有补虚益气、养血补血的作用。适合产后体虚、肢凉、出冷汗、贫血等病症患者食用。

(19) 猪肝枸杞汤：猪肝250克，枸杞子50克，花生油10克，料酒、酱油、生姜丝、食盐、味精各适量。先将猪肝清洗干净，切成薄片，放入大汤碗内，倒入花生油、料酒、酱油，搅拌均匀，腌制30分钟，待用；把枸杞子除去杂质，清洗干净，放入沙锅内，加水适量，置于火上，盖上锅盖，先用武火煮沸，倒入生姜丝，加入猪肝片，改为文火煨煮至肝片熟烂，撒入食盐、味精调味，稍煮片刻，起锅盛入汤盆内，即可供食用。每周服用2～3次，可作为正餐菜肴，趁温热随意食用。具有补精养血、清肝明目的作用。适合产后体质虚弱、头晕眼花、贫血等病症患者食用。

（20）红枣莲子蛋汤：红枣20枚，莲子50克，鸡蛋2个，红糖适量。先将鸡蛋放入锅内，加水适量，置于火上，盖上锅盖，将鸡蛋煮熟，捞出，除去蛋壳，放入碗内，待用；红枣除去果核、莲子去心，清洗干净，切成细末，直接放入沙锅内，加水适量，置于火上，盖上锅盖，先用武火煮沸，改为用文火煨煮至红枣、莲子熟烂时，加入鸡蛋，续煮沸，加入红糖，稍煮片刻，离火，起锅盛入大汤盆内，即可供食用。每周服用2～3次，可作为点心，趁温热随意食用。具有益气养血的作用。适合产后体弱、贫血等病症患者食用。

4. 产后缺奶类

（1）凉拌莴苣胡萝卜丝：莴苣250克，胡萝卜200克，鲜竹笋50克，蒜茸25克，熟花生油、麻油、米醋、白糖、食盐、味精各适量。先将莴苣、胡萝卜分别除去外层表皮，清洗干净，切成细丝，投入沸水锅内，烫热，捞出，用凉水冲洗一遍，放入大碗内，待用；把竹笋清洗干净，放入锅内，加水适量，置于火上煮至笋肉熟透，捞出，用凉水冲洗一遍，切成细丝，直接放入盛莴苣、胡萝卜的大碗内，倒入熟花生油、麻油、米醋，撒入白糖、食盐、味精，搅拌均匀，扣在大盘中，即可供食用。每周服用 2～3 次，可作为正餐菜肴，随意食用。此款菜肴富含碳水化合物、胡萝卜素，还含有糖类、蛋白质、脂肪、钙、铁、磷及各种维生素等营养成分，具有通气润肠、通利乳汁的作用。适合用于治疗产妇产后乳汁不畅、便秘等病症。坐月子期间忌食用。

（2）黄酒蒸虾：鲜虾 350 克，黄酒 60 克，大葱、生姜、味精、食盐各适量。先将大葱除去须，清洗干净，切成葱花，放入碗内，待用；把生姜刮去外层表皮，清洗干净，切成细丝，放入碗内，待用；将虾清洗干净，剪去须脚，沥干水分，放入蒸碗内，加入黄酒、食盐、生姜丝、葱花、味精，搅拌均匀，放入锅内，置于火上，加水适量，盖上锅盖，先用武火煮沸，改为用文火隔水蒸 25 分钟，离火，取出，即可供食用。每周服用 2～3 次，可作为正餐菜肴，趁温热随意食用。此款菜肴富含蛋白质、脂肪、钙、磷、铁、维生素、烟酸等营养成分，具有温补肾阳、养血通乳的作用。适合用于治疗产妇产后肾虚乏力、乳少、乳汁不通等病症患。

（3）生姜甜醋煲猪脚：生姜 500 克，甜醋 1000 毫升，猪脚 1 对，食盐、味精各适量。先将生姜清洗干净，切成片，放入碗内，待用；把猪脚拣净余毛，清洗干净，剁成小块，放入沙锅内，置于火上，加水适量，盖上锅盖，先用武火煮沸，倒入甜醋，加入生姜片，改为用文火炖 1 小时，撒入食盐、味精，稍煮片刻，离火，起锅盛入汤盆内，即可供食用。每周服用2~3次，可作为正餐菜肴，趁温热随意食用。此款菜肴富含蛋白质、脂肪、钙、磷、铁及维生素A原、挥发油等营养成分，具有健脾胃、补气血、通乳汁的作用。适合产后血虚、乳汁不下等病症患者食用。

（4）红枣粟米粥：红枣25枚，粟米100克，红糖适量。先将红枣除去果核，清洗干净，切成碎粒，放入碗内，待用；把粟米淘洗干净，放入沙锅内，加水适量，置于火上，盖上锅盖，先用武火煮沸，放入红枣，改为用文火煨煮至粥成时，加入红糖，搅拌均匀，稍煮片刻，离火，即可供食用。每周服用2~3次，可作为早餐，趁温热随意食用。此款菜肴富含糖类、蛋白质、脂肪、矿物质、维生素等营养成分，具有益气血、通乳汁的作用。适合产后乳汁不足等病症患者食用。

（5）长生果粥：花生仁、粳米、冰糖各100克。先将花生仁放入盆内，用水浸泡30分钟，清洗干净，放入碗内，待用；把粳米淘洗干净，放入锅内，加水适量，置于火上，先用武火煮沸，倒入花生仁，改为用文火煨煮至粥成，加入冰糖，搅拌均匀，离火，即可供食用。每周服用2~3次，可作为早餐，趁温热随意食用。此款菜肴富含蛋白质、脂肪，还含有钙、磷、铁、尼克酸、硫胺素及多种维生素等营养成分，具有滋补润肺、补气养血、通经增乳的作用。适合用于治疗产后阴虚肺燥，虚劳咳嗽，少乳等病症。

（6）猪骨粥：粳米500克，猪骨头1500克，花生仁150克，植物油、料酒、香油、食盐、味精各适量。先将花生仁放入盆内，用水浸泡30分钟，清洗干净，放入碗内，待用；

把猪骨头清洗干净，斩成小块，放入大汤盆内，倒入植物油、料酒，搅拌均匀，腌制30分钟，待用；把粳米淘洗干净，放入锅内，加水适量，置于火上，先用武火煮沸，倒入猪骨头，改为用文火煨煮至粥成，加入食盐、味精，搅拌均匀，稍煮片刻，淋上香油，离火，即可供食用。每周服用2～3次，可作为早餐，趁温热随意食用。此款菜肴富含蛋白质、脂肪、碳水化合物、钙、磷、铁、维生素B_1、维生素B_2、尼克酸等营养成分，具有益气养血、通经增乳的作用。适合产后缺乳患者食用。

（7）虾米粥：虾米50克，粳米150克，植物油、料酒、食盐、味精各适量。先将虾米清洗干净，放入碗内，倒入植物油、料酒，搅拌均匀，腌制30分钟，待用；把粳米淘洗干净，放入锅内，加水适量，置于火上，先用武火煮沸，倒入虾米，改为用文火煨煮至粥成，加入食盐、味精，搅拌均匀，离火，即可供食用。每周服用2～3次，可作为早餐，趁温热随意食用。具有补肾益精、益气通乳的作用。适合用于治疗产妇产后乳汁不足等。

（8）河虾韭菜粥：鲜活河虾50克，韭菜100克，粳米150克，植物油、料酒、食盐、味精各适量。先将鲜活河虾清洗干净，放入碗内，倒入植物油、料酒，搅拌均匀，腌制30分钟，待用；把韭菜除去杂质，清洗干净，切成小段，放入盘内，待用；将粳米淘洗干净，放入锅内，加水适量，置于火上，先用武火煮沸，倒入鲜活河虾，改为用文火煨煮至粥成，加入韭菜，撒入食盐、味精，搅拌均匀，离火，即可供食用。每周服用2～3次，可作为早餐，趁温热随意食用。

此款菜肴富含蛋白质、胡萝卜素、粗纤维、抗坏血酸，还含有钙、磷、铁、尼克酸、硫胺素等营养成分，具有补肾益精、养血通乳的作用。适合产后乳汁缺乏等病症患者食用。

(9) 莴苣猪肉粥：莴苣30克，猪肉250克，粳米100克，植物油、酱油、麻油、味精、食盐各适量。将莴苣去皮，清洗干净，切成细丝，放入盘内，待用；把猪肉清洗干净，剁成肉末，放入碗内，倒入植物油、酱油、食盐，搅拌均匀，腌制30分钟，待用；将粳米淘洗干净，直接放入锅内，加水适量，置于火上，盖上锅盖，先用武火煮沸，改为用文火煮至粥成时，倒入猪肉末、莴苣丝，续煮沸后，撒入味精、食盐，稍煮片刻，淋上麻油，离火，即可供食用。每周服用2~3次，可作为早餐，趁温热随意食用。此款菜肴富含蛋白质、脂肪、碳水化合物、钙、磷、铁、维生素等营养成分，具有补气养血、滋养五脏、通经下乳的作用。适合产妇产后食用，既可促进母体康复，又能通经催奶，是产妇产后调养保健食疗佳品。

(10) 香菜鸡肉粥：净嫩鸡1只，重量约650克，粳米300克，香菜25克，花生油、料酒、酱油、食盐、味精、胡椒粉各适量。先将净嫩鸡清洗干净，剁成小块，放入汤盆内，倒入花生油、料酒、酱油，搅拌均匀，腌制30分钟，待用；把香菜除去杂质，清洗干净，切成碎末，放入碗内，待用；将粳米淘洗干净，放入沙锅内，加水适量，置于火上，先用武火煮沸，加入鸡肉，改为用文火煨煮至鸡肉熟烂时，加入食盐、味精、胡椒粉，搅拌均匀，稍煮片刻，撒上香菜，离火，即可供食用。每周服用2~3次，可作为早餐，趁温热随意食用。此款菜肴富含蛋白质、钙、磷、铁，且含有丰富的维生素 A、维生素 B_1、维生素 B_2、烟酸等营养成分，具有补脾胃、益气血、通乳汁的作用。适合用于治疗产妇产后亏虚，乳汁不足，崩漏带下等。感冒及发热者不宜食用。

（11）红枣鲤鱼汤：红枣 30 克，鲤鱼 1 尾，重量约 500 克，花生油、料酒、食盐、味精各适量。先将红枣除去果核，清洗干净，切成小块，放入碗内，待用；把鲤鱼宰杀，清洗干净，放入盘内，待用；将红枣放入沙锅内，加水适量，置于火上，先用武火煮沸，倒入花生油、料酒，加入鲤鱼，改为用文火煮至鱼肉熟烂时，撒入食盐、味精调味，起锅盛入汤碗内，即可供食用。每周服用 2 ~ 3 次，可作为正餐菜肴，趁温热随意食用。此款菜肴富含蛋白质、脂肪、碳水化合物、钙、磷、铁、维生素、尼克酸等营养成分，具有养血催乳的作用。适合用产妇产后食用，既开胃补益，又复体催乳，健脾行水，具有补益治病双重之功效。

（12）木瓜煲泥鳅汤：木瓜 1 个，泥鳅 2 条，重量约 600 克，生姜 15 片，蜜枣 15 枚，花生油、食盐、味精各适量。先将木瓜刮去外层皮，除去果仁，清洗干净，切成厚块，放入盘内，待用；把泥鳅放入清水中静养 2 天，滴些植物油，让其排尽肠内杂物，宰杀，除去内脏，清洗干净，放入盘内，待用；把炒锅刷洗干净，置于火上，放入花生油，烧至六成热时，放入泥鳅，以微火煎至发黄时，起锅盛入盘内，待用；将沙锅刷洗干净，置于火上，加水适量，盖上锅盖，先用武火煮沸，倒入花生油，加入生姜片、泥鳅、蜜枣、木瓜，改为用文火炖1小时，撒入食盐、味精，稍煮片刻，起锅盛入汤盆内，即可供食用。每周服用2～3次，可作为正餐菜肴，趁温热随意食用。此款菜肴富含脂肪、蛋白质、维生素A、维生素C、矿物质等营养成分，具有补虚、通乳的作用。适合产后乳汁不下等病症患者食用。

（13）白饭鱼生姜汤：白饭鱼肉450克，生姜片10克，香菜50克，植物油、食盐、味精各适量。先将白饭鱼肉剖洗干净，沥干水分，切成薄片，放入盘内，待用；把香菜除去根，清洗干净，切成小段，放入盘内，待用；将炒锅刷洗干净，置于火上，放入植物油，烧至六成热时，放入生姜片，煸炒出香味，加入白饭鱼煎至呈金黄时，加水适量，先用武火煮沸，改为用文火煨煮25分钟，撒入食盐、味精调味，稍煮片刻，加入香菜，起锅盛入汤盆内，即可供食用。每周服用2～3次，可作为正餐菜肴，趁温热随意食用。此款菜肴富含挥发油、碳水化合物、蛋白质、无机盐等营养成分，具有补虚催乳的作用。适合产后体弱、食欲不振、乳汁稀少等病症患者食用。

（14）香菇豆腐猪蹄汤：水发香菇50克，豆腐100克，丝瓜250克，猪蹄1只，生姜片、食盐、味精各适量。先将香菇清洗干净，切成细丝，放入盘内，待用；把豆腐切成小块，放入盘内，待用；将鲜嫩丝瓜除去外层表皮，清洗干净，切成薄片，放入盘内，待用；把猪蹄清洗干净，剁成小块，直接放入沙锅内，加水适量，置于火上，盖上锅盖，先用武火煮沸，改为用文火煨煮1小时，放入香菇丝、生姜片，续煮沸后，再加入豆腐、丝瓜，煮至熟烂，撒入食盐、味精，搅拌均匀，起锅盛入汤盆内，即可供食用。每周服用2～3次，可作为正餐菜肴，趁温热随意食用。具有益气生血、养筋健骨、通络下乳、行气散结、清热解毒的作用。适合用于治疗产妇产后乳络不通、胀乳汁少、乳汁分泌不足。此外，对于乳胀长结、疼痛乳少、乳房微热者，有通利行乳、散结止痛、清热除淤之功效，能防止乳腺炎的发生。

（15）猪蹄金针菜汤：猪蹄1对，金针菜100克，冰糖适量。先将金针菜放入盆内，用温水浸泡30分钟，除去蒂头，清洗干净，切成小段，放入盘内，待用；把猪蹄清洗干净，斩成小块，放入沙锅内，加水适量，置于火上，盖上锅盖，先用武火煮沸，加入金针菜，改为用文火炖至猪蹄烂时，放入冰糖，稍煮片刻，离火，起锅盛入汤盆内，即可供食用。每周服用2～3次，可作为正餐菜肴，趁温热随意食用。具有养血生精、催奶泌乳的作用。适合产后乳汁分泌少等患者食用。

（16）猪蹄汤：猪蹄1对，料酒、食盐、味精各适量。先将猪蹄清洗干净，斩成小块，放入盆内，加入料酒、食盐，搅拌均匀，腌制30分钟，待用；把沙锅刷洗干净，加水适量，置于火上，盖上锅盖，先用武火煮沸，倒入腌制猪蹄，改为用文水煨煮1小时，撒入味精调味，离火，盛入汤盆内，即可供食用。每周服用2～3次，可作为正餐菜肴，趁温热随意食用。此款菜肴富含蛋白质、脂肪、碳水化合物，还含有动物胶质、钙、磷、铁及维生素A、维生素B_1、维生素B_2、维生素D、维生素E、维生素K等营养成分，具有补血、强身、消肿、增乳的作用。适合产后气血不足、乳汁不下等病症患者食用。

（17）荞麦花鸡蛋汤：荞麦花 50 克，鸡蛋 2 个，熟花生油、食盐、味精各适量。先将鸡蛋磕入大碗内，加入熟花生油、食盐，快速打散，待用；把荞麦花清洗干净，直接放入沙锅内，加水适量，置于火上，先用武火煮沸，改为用文火续煮 25 分钟，离火，去渣取汁，冲入盛有鸡蛋的大碗内，放入味精，搅拌均匀，即可供食用。每周服用 2～3 次，可作为正餐菜肴，趁温热随意食用。富含蛋白质、脂肪、胡萝卜素及矿物质等营养成分，具有疏肝理气、通经下乳的作用。适合用于治疗肝郁气滞型产后缺乳等病症。

（18）番薯叶猪腩肉汤：番薯叶 500 克，猪腩肉 250 克，料酒、食盐、味精各适量。先将番薯叶去梗取叶，清洗干净，放入盘内，待用；把猪腩肉清洗干净，切成薄片，放入沙锅内，加水适量，置于火上，盖上锅盖，先用武火煮沸，倒入料酒，改为用文火炖 1 小时，加入番薯叶，续煮至沸后，撒入食盐、味精调味，起锅盛入汤盆内，即可供食用。每周服用2～3次，可作为正餐菜肴，趁温热随意食用。富含蛋白质、碳水化合物、钙、磷、铁等多种矿物质及维生素等营养成分，具有助血脉、通乳汁的作用。适合产后身体虚弱、乳汁少等病症患者食用。

（19）番薯糖水：番薯 500 克，红枣 25 枚，生姜 15 片，红糖 100 克。先将番薯削去外层表皮，清洗干净，切成块，放入汤盆内，待用；把红枣除去果核，切成小块，与番薯一同放入沙锅，加水适量，置于火上，盖上锅盖，先用武火煮沸，放入生姜片，改为用文火煨煮至番薯熟烂时，加入红糖，搅拌均匀，稍煮片刻，离火，即可供食用。每周服用2～3次，可作为点心，趁温热随意食用。此款菜肴富含大量淀粉、碳水化合物、蛋白质、脂肪、钙、磷、铁、抗坏血酸、尼克酸、胡萝卜素、核黄素等营养成分，具有补中和血、益气通乳的作用。适合产后食用，既可增乳，又可预防和治疗便秘。

（20）黑芝麻甜酒：黑芝麻30克，甜酒150克，白糖适量。先将黑芝麻拣去杂质，清洗干净，入锅炒焦，离火，研为细末，放入碗内，待用；把沙锅刷洗干净，倒入甜酒，加水适量，先用武火煮沸，加入黑芝麻、白糖，搅拌均匀，续煮沸后，离火，起锅盛入碗内，即可供食用。每周服用2～3次，可作为点心，随意食用。具有养肝补血、通经催乳的作用。适合产后食用，既能强身健体，又能促进乳汁分泌，还可明目美容。

第九编　产妇居住与保健

1. 产后需讲究居室环境卫生

对产妇来说，坐“月子”是一件非常重要的事情。有研究资料表明，产妇身体恢复得如何，与居室条件的好坏有着直接关系。产妇坐月子的居室应冬暖夏凉，保持空气新鲜、卫生清洁、干燥、舒适、安静。具体而言，主要有两方面：一方面讲究居室的朝向。居室最好朝南，南向的房屋一般阳光充足，温暖而不潮湿，这对于产妇的伤口恢复、身体调养、钙质吸收、防止产后抑郁、避免新生儿佝偻病等方面，都有极大的好处。另一方面讲究居室的卫生环境，居室以温馨舒适、色彩明快、温度适宜为佳。产妇分娩后，精神和身体已经很疲惫，应居住在温馨舒适的环境里，室内温度保持在20℃～24℃为宜。这样会使产妇心情愉快，得到较好的放松，有利于身体的恢复，对新生儿也有安定的作用。

此外，产妇在坐月子期间应注意如下几个方面的事项：一是室内应坚持做到早、晚各通风换气1次，应避免产妇被风直吹，以免着凉感冒；二是冬季，即使天寒地冻，也应定时开门窗，交换新鲜空气，但在通风时，为了避免着凉，应注意给产妇和孩子盖好棉被，室内温度保持在20℃～22℃为宜，没有暖气的家庭可以使用电热取暖器；三是要避免室内过于干燥，可以使用加湿器，保持相对湿度为60%～65%；四是气候炎热的夏天，居家可使用电风扇、空调、凉席等防暑降温，但应注意，电风扇或空调的风不要直接吹到产妇及婴儿身上，以免着凉。

2. 产妇最好不要住新屋

建筑装修使用的是最原始、最普通的材料，含有一些对人体健康有害的物质。因此，产妇不宜搬入新装修的房屋居住。

在现实生活中，有许多人新房装修好了便搬入居住。殊不知，居住在新装修的房间内，湿气不易散发，在这种潮湿的环境中生活，水泥、石灰、涂料等建筑材料含有的甲醛、酚、铅、石棉、聚氯乙烯等有害物质，可通过呼吸道和皮肤的吸收，侵入血液循环系统，影响人体的免疫功能，导致疾病的发生。在临床方面，表现为头痛、失眠、关节痛、哮喘、皮肤瘙痒、过敏等症状。

此外，据有关监测部门的测试，在新装修的居室里，甲醛浓度达每立方米0.24毫克，乙醛每立方米0.36毫克，大大超越安全标准。新铺化纤地毯的居室内，甲苯浓度高达每立方米30毫克，长期铺设的地毯尘埃中，铅、汞含量较水泥地面高出10~100倍。现代科学研究也证明，甲醛及醛类衍生物能引发动物细胞突变的现象。

需要指出的是，产后不久的母亲和新出生的婴儿，居住在新装修的房间内，更容易被这些有毒有害物质所侵害。比如，油漆门窗使用的油漆、处理墙面用的涂料、防止漏水用的沥青、新家具中的胶合板的黏胶剂等材料，均含有一定的有毒物质，这些有毒物质，需要一个自行散发的过程才能逐渐消除。因此，在居室内异味还没有完全散发的情况下急于搬进去住，会对身体健康造成危害。

3. 产妇居室要有阳光照射

有众多研究资料表明，分娩以后，产妇居住在空气新鲜、阳光充足、整洁舒适的房间，不仅有利于产妇休养，使其心情愉快，而且充足的阳光可以杀死居室内空气中的致病微生物，提高肌体免疫力，从而加快体力的恢复和伤口的愈合。因此，产妇居室要有阳光照射。

阳光对维持人的生命健康和皮肤健康是非常重要的。产妇坐月子几乎整天都在居室中度过，适当的阳光照射可增强人体健康，有利于产妇身体的复原。但是，对产妇居室阳光照射要有一定的要求，主要有两个方面：一方面阳光中的紫外线能消毒、杀菌，对皮肤表面存在的细菌有杀灭作用，因而能减少细菌对皮肤的损害。因此，产妇居室每天日照时间不能少于2小时，这是维护人体健康的最低需要。另一方面阳光中的紫外线能刺激体内的免疫系统，提高肌体免疫功能，从而增强皮肤的防御功能。此外，还可使皮肤中的脱氢胆固醇合成维生素 D，促进人体对钙、磷元素的吸收和利用，有效地预防产后骨质疏松和新生儿佝偻病的发生。

同时，应注意的问题是，产妇分娩 1 周后，如果天气晴朗，可到室外呼吸新鲜的空气，晒太阳，使心情舒畅，尽快改变身体虚弱的状况，促使身体早日复原。另外，新生儿出生后生长发育很快，不仅需要乳汁供给充足的营养，更需要良好的环境，应该在空气新鲜、通风良好、清洁卫生的环境中生活。因此，在适当的时候，产妇的居室应及时打开门窗，使阳光直接照射在母婴身上，这样有利于身体健康。

4. 卧室灯光柔和有利于母婴健康

在现实生活中，随着生活水平的提高和居住条件的改善，有些家庭在装修时，选用灯具和光源往往忽视了合理的采光这一重要保健问题。针对这种情况，妇幼保健专家指出，在坐月子期间，产妇的居室，无论是自然光还是人造光，不合理的布光或光源处理不当，容易使人产生一种压抑感，时间长了，易患抑郁症，影响身心健康。

由于分娩消耗了体力和精神，产妇的身体比较虚弱，气血两亏，肌体的各系统情况波动、不稳定。因此，产后的调养，第一大任务就是多休息、多睡眠。产妇和新生儿都是相对脆弱的群体，休息、睡眠对环境的要求较高，一个良好的室内环境，灯光以柔和为佳，这样才能让人感到安宁、温馨、舒适，有利于产妇休养。

需要注意的是，居室使用日光灯灯光强烈，不利于母子睡眠，还会危害其身体健康。这是因为：一方面居室灯光强烈，会刺伤产妇的眼睛，尤其对婴儿来说，会降低视力；另一方面居室灯光强烈，会干扰产妇大脑中枢高级神经的功能，使人头晕目眩、失眠、注意力不集中、食欲下降、得不到充分的休息。此外，居室灯光强烈，不仅会破坏卧室情调，所产生的电磁波也会释放紫外线，过多的紫外线照射可引发皮肤癌等病症。因此，为保障产妇能充分休息恢复身体，卧房灯光应柔和，以利于母婴健康。

5. 伏天坐月子应采取防暑措施

（1）应讲究居室通风。夏季气候炎热，产妇居住的房间要勤于打扫，保持清洁卫生，特别是要注意打开门窗，挂上竹帘，保持通风，将床铺摆放在室内避风的地方，不要让对流的风吹到产妇。夏季室温应在28℃左右。

（2）不要捂着坐月子。夏天气温较高，产妇坐月子忌穿厚衣、将袖口和裤腿紧束，以免中暑。

（3）坚持每天用温水擦洗全身。产妇身体多汗，也容易引发中暑。因此，应注意个人卫生，产妇分娩7天后应坚持做到每天用温水擦洗全身，有条件的可经常洗头，洗完后用干毛巾将头发擦干，保持清洁，这样有利于汗腺通畅。

（4）让产妇心情愉快。有众多医学研究资料证明，产妇发生中暑与心情好坏有很大的关系。因此，为身体早日康复和夏季防暑的需要，产妇应尽快适应环境和身心变化，避免情绪低落引起中暑，影响自己的身体健康。

(5) 要讲究消暑饮食。产妇出汗多，在饮食方面，应多吃易消化的食物，确保胃肠健康。除了多饮水、多喝食盐汤水和绿豆汤外，还要多吃一些水果、蔬菜，有利于防暑。尤其需要指出的是，产妇可以大量吃西瓜。中医学认为西瓜性味甘、寒，具有清热解暑、止渴利尿的作用。

(6) 应了解消暑食疗的运用。①西瓜1个，清洗干净，切开，随意食之，或将西瓜绞汁，加入少许陈醋，调拌均匀，服用；②鲜苦瓜1个，清洗干净，切成薄片，放入锅内，加水适量，置于火上，以武火煮沸，改用文火煎成浓汤，随意饮汤；③西红柿1个，清洗干净，切成薄片，放入锅内，加水适量，置于火上，以武火煮沸，改为用文火煎成浓汤，水煎代茶饮。

(7) 要及时治疗中暑。在暑天，如果产妇出现持续发热并伴有呕吐、腹泻等症状，应立即送往医院，请医生认真检查，千万不要延误治疗时间。否则，可能使大脑中枢发生严重的损害，导致产妇中暑死亡。

6. 产妇居室空调温度要适宜

每年的夏天，为了度过炎热的盛夏，有条件的家庭，产妇可以使用空调。但是，不宜将空调温度调得过低。

按照专家的要求，产妇居室空调温度以26℃～28℃为宜，有利于保健。若将空调的温度调至25℃以下，易患“空调症”。所谓空调症，是指一系列对环境不适应的综合征。

在临床方面，主要表现为下肢酸痛无力、腰痛、头痛、关节痛，情况严重时可导致口眼歪斜。病理研究分析认为，这是由于空调房间内外的温差较大造成的。

此外，需要注意的事项是：一方面不宜让空调机的冷风直接吹到产妇的身上；另一方面，空调房间每天坚持开窗通风1~2次，每次至少30分钟。

7. 产妇卧室应注意的事项

家有产妇，如果不注意居住方面的保健细节问题，极易使产妇患感冒，落下病根，影响以后的健康。因此，妇产科专家指出，坐月子的卧室环境应注意如下四个方面：

（1）保持清洁、卫生。从产妇保健的角度讲，科学安排产妇卧室，应以安静、整洁、舒适的环境为佳，若杂乱无章、空气污浊、喧哗吵闹，就会影响产妇的身心健康。因此，为确保产妇身体健康，在出院之前，家属应该做好如下工作：一是对室内进行一次彻底的大扫除，通风2小时；二是卫生间是一天开始和结束的特殊地方，用水较多，潮湿的环境易于滋生霉菌，所以，要随时清除便池的污垢，排出臭气，所有的用具必须彻底地清洗干净，保持干燥和清洁，以免污染室内空气；三是睡床是卧室的主角，但床单、被褥使用的时间长了，也会藏污纳垢，细菌、尘螨等就会进入床垫底层，容易使人过敏，因此，床单、被褥要清洗干净后与床垫一同放在太阳下晒一晒，彻底地消毒；四是居室内的家具要摆放整齐，各归其位，保持清洁、卫生。

（2）采光要好。产妇居室采光，明暗要适中。在衡量居室是否卫生的主要标准中，包括采光、微小气候、空气洁净度。其中，采光主要是指室内得到的光线，窗户有效透光面积和房间地面面积之比不小于1∶5。所以，最好选择阳光辐射好的房间供产妇使用，夏季可避免过热，冬天可得到阳光照射，使居室温暖。

（3）保持通风。保持产妇卧室的通风、干燥，是消灭霉菌最基本的方法。因此，应经常打开窗门，使空气自然流通，让阳光直射进来。阳光具有消毒、杀菌、除湿的作用。尤其是夏天，若是紧闭门窗，容易导致中暑。但是，需要注意的是，产妇卧室的具体通风时间可根据气候变化和产妇体质决定。

（4）亲朋好友不要到卧室探访。在月子里，产妇和婴儿体质比较弱，抵抗力差。加上，夜间婴儿需要频繁喂奶，白天产妇需要抓紧时间多休息，为了减少打扰，最好谢绝亲朋好友到卧室探访母婴。这样可避免休息不好，减少疾病传播的机会。

8. 产妇卧室不要过多摆放鲜花

适当地在产后居室内摆放一些鲜花，不仅使人赏心悦目、心情舒畅、精神振奋，而且还有利于产妇的身体健康。但是，需要注意的是，产后居室不要过多摆放鲜花。

花卉的香气呈游离状态，弥散在空气中，它有一种独特的“香气分子”，主要通过人的鼻子进入人体，进而产生好与不好的效果。现在，越来越多的研究表明，正因这个“香”，易使人生病。科学家在研究中发现，绿色植物是一种具有生命的物质，白天光线充足，不仅有利于进行光合作用，吸收二氧化碳，还会释放出氧气，从而使室内空气含氧量增高，使人感觉到清爽，空气新鲜，对人的身心健康有诸多益处。然而，到了光照不足的晚上，植物就会变为吸入氧气、放出二氧化碳了，而且每时每刻都在进行呼吸作用，即消耗氧气排出二氧化碳。有科学家明确指出，一株鲜花的耗氧量，相当于在室内吸一支香烟。如果产妇室内摆放的鲜花过多，到了晚上，光合作用停止，呼吸作用仍在进行，就变成植物与人类争夺氧气，会使室内氧气减少，二氧化碳浓度增加，从而造成人体缺氧。加上夜晚人们睡眠的习惯是门窗紧闭，空气流通不畅，时间长了，也会引起中毒，进而影响母婴健康。

第十编　产妇活动与保健

1. 产妇过早过度减肥会影响哺乳

为了保持身材，有些产妇产后采取种种方式，过早过度进行减肥。殊不知，这种做法对母婴健康均不利。

妇女怀孕后新陈代谢比较旺盛，各方面系统功能，得到进一步的调动，抗病能力增强，食欲大增，自然会使孕妇的体重增加，主要包括：增大的乳房、肥大的子宫、脂肪和体重增加等，这都是为有利于胎儿生长发育的正常生理反应。在分娩以后，度过产褥期和哺乳期，这些重量自然会逐渐减少。因此，产妇不必过于担心体重的问题。

产妇过早过度节食减肥，对身体的危害和影响主要有：一方面不利于身体的复原、健康。因为产妇身体的恢复需要加强营养，摄入更多营养丰富的食物。而若产妇过早过度节食减肥，致使摄入的营养不足，既满足不了产妇的身体需求，又不符合产后保健之道。另一方面产妇过早过度节食减肥，不利于哺乳，影响婴儿的生长发育。在哺乳期间，婴儿获得营养的主要途径是乳汁，而乳汁又来源于妈妈所吃的食物。因此，哺乳期产妇的营养消耗更大。产妇每天约需消耗4.2千焦的热量产生乳汁。因此，为了乳汁的充足，产妇每天需要多吃进至少能够产生2千焦热量的食物。

此外，在产后生活中，为防止营养过剩、体重过增、肥胖等情况发生，产妇应做到：一是生活要有规律，起居正常，保持积极乐观的心态；二是合理的饮食，特别是吃鸡、鸭、鱼、肉、蛋等高蛋白食品时，既要注意节制，又要合理配餐，多吃新鲜蔬菜和水果，使饮食更加平衡；三是坚持母乳喂养，积极进行体育锻炼，多做一些产后操。通过采取上述措施，大部分产妇的身材可以恢复到孕前状态。

2. 产妇避免发胖的科学方法

（1）坚持母乳喂养。母乳喂养不但有利于婴儿的生长发育，还能促进乳汁分泌，将体内多余的营养成分输送出来，减少皮下脂肪的积蓄，从而达到减肥的目的。

（2）坚持合理饮食。造成肥胖最常见的原因是饮食因素。因此，产妇的食物结构应以高蛋白、高维生素、低脂肪、低糖为主，讲究荤素搭配，多吃一些新鲜水果和蔬菜。如果饮食不当，容易造成脂肪堆积，引起肥胖。因此，在产褥期间，应注意的问题：一是不宜过度补充营养，以免造成脂肪堆积；二是不宜过多地吃甜食和高脂肪食物，可多吃瘦肉、豆制品、鱼、蛋、蔬菜、水果等，少吃动物脂肪、内脏，这样既能满足身体对蛋白质、矿物质、维生素的需要，又可防止肥胖。

（3）保证睡眠时间。每天睡眠保证在10小时以上，睡眠充足不仅会使人保持一种青春向上的心态，而且使人精神焕发，红光满面，有利于身体的恢复。但是，需要注意的是，睡眠过多则是造成肥胖的原因之一。因此，在产褥期间，应养成按时起居的习惯，不宜贪睡恋床，既要控制睡眠时间，又要保证睡眠质量。

（4）勤于活动。顺产的产妇若没发现身体不适，产后2天即可下床做一些轻微的活动，随着时间的推移，应逐步增加运动量；待满月以后，可适当做些家务劳动。随着体力的恢复，产妇每天应坚持做健美操，这样可以促进腹壁肌肉、盆底组织以及各韧带的恢复，调节人体新陈代谢的功能，消耗体内过多的脂肪，对产后恢复体形很有好处。

3. 产妇恢复性功能宜做哪些锻炼

性爱活动是一种行为动作与心理因素并重的活功，女性生产以后要想尽早地恢复性功能，必须掌握科学、有效的锻炼方法。产妇可选择下列方法锻炼性区肌肉：

（1）直立或坐位，大腿交叉，一方面用力贴紧，压迫外生殖器，另一方面用力收缩会阴部肌肉，重复操作30次。

（2）直立或坐位，双腿微分开，收缩臀部肌肉，使之相夹，向大腿根部靠拢，膝部有外转意，然后收缩阴部肌肉，使阴部有向上动的感觉，同时腹肌尽量向内收缩，提阴道，收腹，重复20次。

（3）摆动。蹲坐在脚后跟上，双膝自然分开，双手扶地或其他支撑物，做骨盆前后摆动，持续1分钟。

（4）排尿中断训练。在排尿过程中，有意识地忽停忽排，分几次将尿排尽。这样可促使尿道的括约肌具有收缩的感觉，可以进一步提高尿道口周围区域的肌肉张力，加强自我控制这一肌群的能力。

（5）缩肛训练。体位不限，练习收缩肛门的动作30次，可以进一步提高阴道口的紧握功能。

4. 哪些产妇慎做产后操

产后发胖是许多妇女遇到和共同关心的问题，根据产后的身体情况适当进行体操锻炼是产妇恢复体形的一种方式。但是，凡属于下列情况的产妇慎做体操锻炼：

（1）身体虚弱，伴有发热等症状者。

（2）血压持续升高，伴有头晕、眼花等症状者。

（3）患有较严重心、肝、肺、肾疾病者。

（4）贫血及有其他产后并发症者。

（5）做剖宫产手术者。

（6）会阴严重撕裂者。

（7）产褥感染者。

5. 产后运动慎做哪些动作

（1）颈部慎过于向后仰。这种动作的运动量比较大，容易给颈部关节造成很大压力，带来不良的影响。

（2）膝盖弯曲的角度慎过大。膝盖弯曲的角度过大，会造成膝部关节的压力过大，影响身体健康。

（3）在练习身体柔软度的运动过程中，慎增加运动强度的弹跳运动。增加运动强度的弹跳运动，只会造成收缩的压力，对锻炼身体的柔软性毫无助益。

（4）做仰卧起坐时，慎伸直双腿。做仰卧起坐时伸直双腿，可能会使背部肌肉受伤，因此，要保持膝盖的弯曲。

6. 产妇防脱发应采取哪些措施

在分娩后 2～6 个月之间，许多产妇均有不同程度的脱发，这是一种暂时的生理现象，在现代医学上，称为“分娩性脱发”。据统计，有 30%～40% 的产妇在坐月子期间会有这种脱发现象。因此，为美容美发的需要，产妇应了解和掌握预防产后脱发的保健措施，具体做法是：

（1）保持心情舒畅。产科医学认为，产后脱发与精神因素明显有关。产妇产后，在产褥期间，除了每天睡眠保证 10 个小时以上外，一定要保持良好的情绪，使心情愉快，避免紧张、焦虑、恐惧等不良情绪的出现。

（2）饮食合理搭配。产后饮食应坚持做到平衡膳食，多食新鲜蔬菜、水果、海产品、豆类、蛋类等食品，尤其是多吃富含维生素 C 的食物，有条件的家庭可将骨头砸碎煮汤经常喝，不仅可以满足身体和头发对营养的需要，还具有减缓毛发老化的功效。

（3）宜用木梳梳头。产后经常使用木梳梳头，或者经常用手指有节奏地按摩、刺激头皮，可以促进头皮的血液循环，有利于头发的新陈代谢。

(4) 适当补充维生素。现代营养学认为，维生素与美发之间有着密切的关系。在医生指导下，产后适当服用一些维生素B_1、维生素B_6、谷维素及钙片，对产后脱发也有一定的益处。

7. 哺乳期女性不要化妆

女性产后孕激素水平基本上恢复到平衡状态，大部分人的皮肤会发生一些变化，皮肤上色素斑可能会自然减轻或消失，但有的人仍存有色素斑。从客观上看，的确影响了女性的容貌。针对这种现象，妇产科专家明确指出：在哺乳期间，适当的皮肤护理是可行的，但为了孩子的身心健康，产妇不要化妆。

产妇的体质虚弱，皮肤功能与产前相比，皮肤的通透性增强了，在这种情况下，产妇化了妆，不管是使用天然的还是合成的化妆品，其中的脂、酸、醇等有害成分会通过皮肤渗入人体内，这就增加了潜在中毒的危险性。此外，化妆品中含有各种各样的药物和其他成分，既可直接与婴儿皮肤接触，又可通过乳汁传递给婴儿，时间长了，有毒物质易产生某种过敏反应，会影响婴儿的健康成长。

8. 产妇不要拔眉毛

有些产妇为赶时髦，刻意追求两道弯弯的细眉，不顾痛苦，拔掉了可充分表现自己面部表情的眉毛。其实，这是一种错误的做法。

从眉毛的保健作用看，眉毛长在眼睛上方，它不仅可以阻挡汗水、灰尘进入眼内，而且还是眼睛一道有效的保护防线。

产妇常拔眉毛，其利少弊多。常拔眉毛，破坏了它原有的作用，不仅会对眼睛四周的神经和血管有一定的刺激，容易引起眼圈部肿胀，还会招致局部感染，影响视力，愈后遗留瘢痕，影响面部美观。此外，一旦皮肤出现了问题，将会影响对婴儿的喂养和照顾。

第十一编　产妇哺乳与保健

1. 婴儿的最佳食品是母乳

母乳是最理想的天然的婴儿食品。世界卫生组织提倡母乳喂养，并把它作为搞好儿童保健的工作来抓，向世界各国推广。可是，在现实生活中，有不少产妇不了解母乳的重要价值，不知道母乳是婴儿的最佳食品。因此，很有必要宣传母乳喂养婴儿的好处：

(1) 母乳的营养丰富。母乳中所含的蛋白质、脂肪、碳水化合物以及其相互间的比例，非常适合婴儿的消化能力，尤其可满足婴儿生长发育的需要。

(2) 母乳所含的免疫物质较多。研究分析认为，母乳中含有大量的免疫物，如分泌型 lgA、溶菌酶等，它们有较强的抗感染作用。

(3) 母乳卫生安全。母乳非常卫生，无污染、变质的危险。

(4) 母乳的脂肪比例恰当。科学研究认定，母乳的脂肪比例十分恰当，不饱和脂肪酸的含量高于牛奶。乳糖酵解产酸，使母乳喂养的婴儿大便偏酸性，不利于大肠杆菌等病菌生存，从而减少婴儿患肠杆菌及被其他病菌感染的机会。

(5) 母乳是婴儿的生理食品。婴儿吃母乳后不容易引起过敏，而牛奶中含有牛的异性蛋白，婴儿饮用后可以通过肠道黏膜被吸收，进而引起过敏，如婴儿湿疹等皮肤病。

(6) 母乳的维生素 D 含量高。母乳中维生素 D 含量较牛奶高，由于乳糖较高，有利于钙的吸收。现代医学研究表明，母乳喂养的婴儿佝偻病发病率较人工喂养的低。

2. 产妇应多懂一些喂奶知识

产妇产后，给婴儿喂奶成为新妈妈从未尝试过的一项新的工作任务。因此，应该了解和掌握一些喂奶的基本知识，这对产妇有很大的帮助。

(1) 给婴儿喂奶前，要讲究卫生。给婴儿喂奶的操作要点和步骤为：一是先用温开水将乳头清洗一遍；二是用吸奶器先吸一下；三是哺乳前应保持良好的心情。经过这三个步骤后，既可以保证乳汁正常分泌，当婴儿吸入第一口奶汁以后，又可避免母亲觉得乳房太痛。

(2) 给婴儿喂奶，要讲究正确的姿势。在给婴儿喂奶的时候，母亲可以坐在床上或侧卧在床上，也可以坐在舒适的椅子或沙发上，用一只手将婴儿斜抱在怀中，头部稍高，另一只手可以自由活动，先将乳头揉几下，然后将乳头尽量深地放入婴儿口中，让婴儿含着乳头及大部分乳晕，最好做到：一边听着轻轻的音乐，一边平心静气地给孩子喂奶。采用这种母乳喂养的方式，有利于培养新生儿的感情。

（3）给婴儿喂奶，应两只乳房交替吸吮。母乳在充足的时候，有时单侧乳房即可满足婴儿的需要，但如果让奶水留下，这侧乳房的泌乳功能往往会自然降低。因此，科学的哺乳方法是双侧交替着喂，一次喂两个乳房的一部分。另外，可以两个乳房上下次交替喂婴儿。但为了确保乳房组织系统的健康，最好是将剩在乳房的母乳挤净，这样可保证两侧乳房的大小匀称，有利于乳腺的畅通，防止出现乳房病。

（4）给婴儿喂奶，讲究哺乳的时间。在开始的时候，因为乳汁的分泌系统运转还不够正常，母亲很难做到按时喂奶，在婴儿出生后1～2个月的时间里，只要婴儿想吃，可以按需哺乳；到3～4个月后，应固定间隔3～4小时喂奶一次，每次喂奶的时间以15～20分钟为宜。定时哺乳的好处在于：一是在婴儿处于饥饿状态时哺乳，不仅会使婴儿吃得香甜，而且吮吸有力，从而可刺激乳腺泡多分泌乳汁，扩大乳房容量；二是间隔一段时间便于乳房储存较多的乳汁，以保证每次哺乳时婴儿吃饱；三是定时哺乳使婴儿一次吃饱后能够安静入睡，从而保证母亲有较长的休息时间。

3. 产妇应了解影响母乳分泌的因素

（1）饮食因素。在母亲的膳食中，营养成分比例不合理，如缺乏足够的蛋白质、维生素等营养成分，会影响母乳分泌。

（2）精神因素。在哺乳期间，产妇忧虑、过度疲劳或睡眠时间太少等原因，也会影响母乳分泌。

（3）疾病因素。在哺乳期间，产妇有发热、感冒等病症，可引起暂时性的奶量减少。

（4）乳房因素。在哺乳期间，产妇因乳房疾患，如乳头皲裂、乳房胀奶等原因，影响婴儿吸吮，使乳房不能排空，会造成乳汁分泌减少。

（5）月经因素。在哺乳期间，产妇来了月经，可暂时影响乳汁分泌，经期过后，便能恢复乳汁分泌。

（6）药物因素。在哺乳期间，产妇服用一些药物，如抗甲状腺药、阿托品、乙蔗酚等，会影响乳汁的分泌。

4. 产妇要掌握最佳喂奶时间

什么时候开始给新生喂奶？这是许多年轻母亲共同关心的问题。

按照传统的喂养习惯，新生儿要到 24 小时以后才能喂奶，有的主张等待母亲的乳房有奶发胀以后（2～3 天）才开始喂奶。这种传统的喂养习惯，对婴儿的健康和母亲泌乳很不利。

医学研究表明，母乳不仅是新生儿最理想的“物质营养”，还是一种宝贵的“精神营养”。为了乳汁早分泌，母亲喂奶的时间越早越好。这是因为：一方面婴儿出生后半小时，觅食反射最强烈，有很强的吸吮能力，产妇适当地休息后，如果母婴身体状况很好，在婴儿出生后半小时给婴儿喂奶为最佳时间；另一方面，提早喂奶可使婴儿获得更多的营养素和多种免疫物质，有利于促进婴儿健康成长。

5. 产妇保养乳房五要诀

（1）哺乳时不要让孩子过度牵拉乳头；每次哺乳后，用手轻轻地托起乳房，按摩10分钟。

（2）每日用温水清洗乳房2次，这样不仅有利于保护乳房的清洁卫生，而且能增加悬韧带的弹性，从而防止乳房下垂，增强女性的曲线美。

（3）乳罩选戴应松紧合适，使其发挥最佳提托效果。

（4）坚持做扩胸等运动，促使胸部肌肉发达有力，以增强对乳房的支撑作用。

（5）哺乳期不要过长，当孩子满10个月后即应断奶。

6. 婴儿吮吸乳汁可增加母子感情

在现实生活中，有些产妇在婴儿出生以后，因缺乏喂养知识，往往忽视新生儿的吮吸能力，这对母乳喂养极为不利。

早吮吸、早接触是促进母乳哺育成功的重要措施之一，婴儿出生后应立即与母亲进行皮肤与皮肤的紧密接触，让婴儿吮吸母亲的乳房。许多中外心理学家在研究中发现，新生儿对外界的刺激接受能力最强，主要表现在以下几个方面：一是新生儿在出生以后20～30分钟，其吮吸能力最强。最关键的细节问题是，应让母亲尽快与婴儿接触，研究证明，越早和婴儿接触，就越早出现泌乳，婴儿越早吸吮，母乳的量也就越充足。如果未能及时得到吸吮刺激，将会影响以后的吸吮能力。二是出生后1小时是新生儿的敏感时期，最容易接受外界的刺激，建立条件反射且最易记忆，也是建立母婴感情的最佳时间。因此，母亲及时地给婴儿喂母乳，除了充分发挥婴儿的吮吸能力外，在母乳喂养的过程中，会使母婴有更好的心灵交流，由此而产生深厚的情感，满足双方的心理需要，即母亲得到欣慰和满足感，新生儿获得了安全感。三是经过婴儿的吮吸和不断地刺激，可以增加母亲子宫收缩，促进母体尽快恢复，有利于母亲身体健康。

7. 哪些产妇应慎给婴儿喂奶

（1）患心脏病的产妇，给婴儿喂奶会加重自己的心脏负担，从而加重病情，影响身体的康复。

（2）患结核病的产妇，尤其是在结核活动期，不宜自己照看、直接接触孩子及给婴儿喂奶，因为结核菌可通过各种媒介传染给孩子，不仅对自己身体健康不利，还会通过乳汁将病菌传染新生儿，影响其健康生长。

（3）患肝炎的产妇，给婴儿喂奶会将病菌传染给婴儿，影响其健康生长，也不利于母体的康复。

（4）患慢性肾炎的产妇，若照管孩子、给婴儿喂奶，会因过度劳累，使分娩劳累不能得到休息，进而加重病情，影响身体健康。

(5) 患有乳腺炎的母亲，应及时就医，不宜给孩子喂奶，以免影响病情和伤害婴儿。

(6) 生下半乳糖血症或苯丙酮尿症患儿的产妇，不宜给新生儿喂奶，应改用特制奶粉喂养孩子，以免使婴儿智力受损。

(7) 甲状腺机能亢进的母亲，在服药期间不宜给孩子喂奶，以免引起婴儿甲状腺病变。

(8) 患癫痫病的母亲，在服药期间，禁止母乳喂养，因为抗癫痫药对婴儿危害较大。

(9) 患糖尿病的母亲，病情还没有稳定时不宜给孩子喂奶，如果喂奶，容易诱发糖尿病酮症昏迷。

(10) 感冒发热的母亲，不宜给孩子喂奶，母亲发热会使乳汁浓缩，除了将病毒传染给孩子外，还有可能导致婴儿消化不良。

(11) 患病毒感染的母亲：甲型肝炎病毒是经消化道传播的传染病，在急性期有较强的传染性，容易通过哺乳感染孩子。因此，在急性期应暂缓母乳喂养。可每日将乳汁吸出，以保持乳汁正常、持续地分泌，待康复后开始哺乳。乙型肝炎单纯表面抗原（HBsAg）阳性者不必禁止母乳喂养，“大三阳”者因传染力强，不应母乳喂养。如已确诊为艾滋病病毒（HIV）感染，原则上也不宜母乳喂养。

8. 产后抑郁会影响母乳喂养

分娩后 7 天内，有的产妇经常出现“一次性”忧郁状态，在临床方面主要表现为郁闷、哭泣、不安、易疲劳、情绪紊乱或焦躁等症状。产妇出现这种抑郁状态，如果是轻微的，无须使用药物治疗；但是当产妇出现较严重的忧郁时，泌乳素分泌明显低于正常产妇，而母乳分泌不足将会直接影响孩子的健康成长。

产妇泌乳的过程，是一个复杂又有多种内分泌参与的生理过程，而泌乳素在泌乳的启动和维持乳汁分泌中起重要作用。如果产妇出现较严重的忧郁，不但会影响泌乳素的分泌，且情绪低落，容易使身体出现疲惫的现象。而患抑郁症的产妇饮食和睡眠欠佳，会造成母亲对哺乳行为不认真、不积极。特别是有的产妇发现自己乳汁少后，更不积极让婴儿多吸吮乳头或按时吸乳，结果导致乳汁分泌时间延迟，乳汁分泌量不足。

第十二编　产妇用药物与保健

1. 产前6小时慎用镇静剂

产妇在产前6小时使用镇静剂，不但会影响分娩的进程，对母子身体健康也不利。

在产前6小时使用镇静剂，药物要充分发挥作用仍需要有一段时间的过程，这样使药物长时间在母体内流动，不但对腹内的胎儿重要器官特别是呼吸系统造成严重的影响，还会导致产妇子宫收缩乏力，产程延长，引起产后出血等。

2. 产后不要服人参

分娩以后，为了迅速恢复体力，有些产妇立即服用人参。然而，从现代中医学的角度看，产后不适合立即服用人参。

(1) 人参中富含能作用于中枢神经系统和心脏、血管的一种成分——人参皂甙，能产生兴奋作用，产妇服用以后往往会出现失眠、烦躁、心神不宁等一系列症状，从而不能很好地休息，反而影响了产后身体的恢复。

（2）中医认为，“气行则血行，气足则血畅”。人参是一种大补血气的药物，如果服用过多，加速血液循环，对于刚刚生产的产妇来说，更是对身体康复不利的。其理由在于，在分娩的过程中，产妇身体内外生殖器的血管多有损伤。在这种特殊情况下服用人参，严重地妨碍了受损血管的自行愈合，而且还会加重出血。

3. 产后血亏用鹿茸进补适得其反

分娩后，为了迅速恢复体力，有些家属立即给产妇服用鹿茸。其实，这种做法是错误的。

鹿茸，是从雄鹿头上锯下或砍下的、尚未骨化的幼角，是一种名贵药材、滋补珍品。中医学认为，鹿茸性温，具有温肾壮阳、生精益血、补髓健体的作用，是一种传统的壮阳之物。妇女分娩后，由于阴血亏损，在这种情况下立即服用鹿茸，会更加阴虚、阳亢，影响产妇的身体恢复。

4. 产妇慎服避孕药

产后女性在使用口服避孕药时应注意以下几个方面：

（1）不要乱服用避孕药。产妇生产后，为避免药物给婴儿带来不良的影响，应禁服避孕药。

（2）要遵守服药时间。服用避孕药，不能高兴则服，不高兴不服，只有按时服用才能发挥药物作用，达到避孕的目的。

（3）不要随便停药。在服药期间，有些女性会出现类似早孕的反应，这并不意味着避孕失败。过一段时间，身体适应以后，症状便会自动消失。需要注意的是，如服药期间出现一些反应，其症状一直未减轻，在这种情况下，应请医生诊断后方能决定是否停药。

（4）服避孕药时慎使用的药物。在服避孕药时，不宜服用如鲁米那、利福平、苯妥英钠、非那西、利眠宁、眠尔通等药物，这些药物会使避孕药效果减低，避孕失败。

（5）避孕药品要重视防潮。在家庭中，需要妥善保管好避孕药品，防止其受潮变质。

5. 哺乳产妇慎用哪些抗菌药

乳腺是药物排泄的重要器官之一，哺乳产妇服用药物后会随着乳汁进入婴儿体内，造成不利的影响。经乳汁排泄且能对婴儿产生影响的常用抗菌药有以下几种：

（1）青霉素类。在乳汁中浓度虽然很低，但易导致婴儿过敏反应，因此，哺乳产妇不宜用此类药物。

（2）四环素。哺乳产妇口服常规剂量的四环素后，在乳汁中的浓度约为血液浓度的70%，可导致婴儿牙齿发黄，影响骨骼发育。

（3）氯霉素。哺乳产妇使用常规剂量的氯霉素后，在乳汁中的浓度约为血清中的50%，可影响婴儿的造血系统功能，导致婴儿再生障碍性贫血的可能。

（4）红霉素。哺乳产妇口服红霉素，特别是静滴后，在乳汁中的浓度高于血清浓度的4～5倍，可损害婴儿肝脏，使婴儿出现恶心、呕吐、腹痛等肠胃道反应。

（5）卡那霉素。哺乳产妇肌注常用量的卡那霉素后，可导致婴儿中毒，情况严重时，甚至出现耳鸣、听力减退、蛋白尿等症状。

（6）链霉素。当哺乳产妇的肾功能受损时，乳汁的浓度可增加2～5倍，对婴儿影响甚大。

（7）磺胺类。哺乳产妇，特别是初产妇，内服磺胺恶唑、复方新诺明等磺胺类药物后，通过哺乳的方式，可导致婴儿血浆内游离胆红素增多，出现新生儿黄疸，还会使某些婴儿体内缺乏葡萄糖—6—磷酸脱氢酶，可引起溶血性贫血。

6. 哺乳期产妇慎用的西药

（1）锂制剂。在哺乳期间，产妇饮用锂制剂后，在婴儿血液中锂的水平有明显增高的现象，可达母亲水平的33%～50%。

（2）放射性制剂。在哺乳期间，产妇服用10～30微居里放射性碘后，有27%可通过血浆乳汁屏障，对婴儿甲状腺产生抑制作用。

（3）异烟肼。母亲服用药物的代谢物，能在乳汁中出现。异烟肼的代谢物乙酰异烟肼，可引起婴儿异烟肼肝中毒。

（4）高脂溶性药物。母亲食用 DDT 和多卤联二苯后，可在母体脂肪中储存多年，直至哺乳时才开始释放。研究认为，乳汁可能是这类物质排泄至体外的唯一途径。有研究证实，在停止使用 DDT 后 7 年，哺乳母亲的乳汁中仍有此类化合物，而此类化合物的安全标准尚未确定，在乳汁中能达到零为最好。

（5）巴比妥类药物。通常认为，巴比妥类药物在乳汁中排泄很少，不会影响婴儿。但近年来有研究报道，患癫痫的产妇，每日服用各 400 毫克的苯巴比妥和苯妥英钠后，会使婴儿出现高铁血红蛋白血症，有全身大淤斑、嗜睡和虚脱的现象。

（6）苯茚二酮。据临床研究报道，在哺乳期间，产妇服用苯茚二酮后，婴儿凝血酶原时间和部分凝血酶时间延长，进而导致出血的现象。

7. 产妇要慎用中药

现代中医学认为，产妇产后身体比较虚弱，经过中医医师把脉确诊后，对症下药，适当地调理一下身体，服用一些产后保健食疗汤，可起到补正祛淤的作用，有利于促进身体的康复。

中医调理在我国拥有悠久的历史，有独特的风格及实用价值，可通过饮食等方法，达到祛病强身的作用。中医调理是以中医学理论为指导，传统中医学认为，当归、川芎、玄参、桃仁、红花、枳壳、厚朴、生地、麦冬等中药材，具有滋阴养血、活血化淤、清热解毒、理气通下的作用，产妇对症食疗，不仅可改善体质状况，还有利于子宫收缩，促进肠胃功能恢复，以及预防产褥感染等。但是，需要注意的是，产妇产后经过检查，身体没有发现有异常情况者，最好不要随意服用中药，若确诊身体有病，需要服用中药，应在医生指导下进行。

产妇产后，既要保证身体早日康复，又要承担哺乳的重要任务。在这种特殊的时期，若需要服用中药，应该科学地把握一个关键性的原则，即“两个不”：一是不影响乳汁的分泌，二是不影响婴儿健康。此外，许多老中医特别提醒产妇们不要服用中药大黄。大黄，又名生军、葵叶大黄、北大黄等。我国传统中医学认为，大黄味苦、性寒，具有泻热通肠、凉血解毒、逐淤通经的作用。药理学研究认为，产妇服用大黄以后，不仅会引起盆腔充血、阴道出血增加，还会进入乳汁中，使乳汁变黄。另外，不要服用炒麦芽、逍遥散、薄荷等中药，因其具有回奶作用，不利于哺乳。

8. 产后不妨吃点益母草

益母草，别名红花艾、红花、枯草、油耙菜、坤草等，它既是一种古老的野菜，又是一种神奇的中药。益母草一直是我国历代医家们用来治疗妇科疾病的良药。在许多古医书中，尤其是著名妇科方剂中都离不开益母草这味良药。我国许多老中医明确指出，无论是自然分娩、剖宫产还是流产，应该适量地服用益母草，它对身体健康大有益处。

我国传统中药学认为，益母草性味辛、微苦、微寒，具有活血调经、祛淤止痛、利水退肿的作用，适合用于治疗月经不调、胞衣不下、淤血腹痛等病症。现代医学研究证明，益母草含益母草碱、水苏碱、益母草宁等多种生物碱，以及苯甲酸、氯化钾等成分。益母草浸膏及煎剂对子宫有强烈而持久的兴奋作用，不但能增强其收缩力，同时还能提高其紧张度，非常适合产后女性服用。

图书在版编目（CIP）数据

产妇健康生活／王增，王和亿，刘素芬主编．—北京：中国社会出版社，2010.1

ISBN 978-7-5087-2903-9

Ⅰ.①产…　Ⅱ.①王…②王…③刘…　Ⅲ.①产妇—妇幼保健—基本知识　Ⅳ.①R714.6

中国版本图书馆 CIP 数据核字（2009）第 198947 号

书　　　名：产妇健康生活

主　　　编：王　增　王和亿　刘素芬

责 任 编 辑：杨建萍　张　杰

出 版 发 行：中国社会出版社　　邮政编码：100032

通 联 方 法：北京市西城区二龙路甲 33 号新龙大厦

编辑部：（010）66020531

电　话：（010）66080300　（010）66083600

（010）66085300　（010）66063678

邮购部：（010）66060275　电传：（010）66051713

网　　　址：www.shcbs.com.cn

经　　　销：全国各地新华书店

印 刷 装 订：北京市优美印刷有限责任公司

开　　　本：140mm×203mm　1/32

印　　　张：6.25

字　　　数：120 千字

版　　　次：2010 年 1 月第 1 版

印　　　次：2014 年 3月第 2 次印刷

定　　　价：13.00 元